普
文华
化

PUHUA BOOKS

我
们
一
起
解
决
问
题

HANDBOOK OF
DYNAMIC PSYCHOTHERAPY
FOR HIGHER LEVEL
PERSONALITY PATHOLOGY

# 人格病症的
# 心理动力学疗法

[美] 伊芙·卡丽格（Eve Caligor）
[美] 奥托·F.科恩伯格（Otto F. Kernberg）◎ 著
[美] 约翰·F.克拉金（John F. Clarkin）

钱秭澍 卢璐 ◎ 译
姚萍 ◎ 审校

人民邮电出版社
北 京

**图书在版编目（CIP）数据**

人格病症的心理动力学疗法 / （美）伊芙·卡丽格
(Eve Caligor)，（美）奥托·F.科恩伯格
(Otto F. Kernberg)，（美）约翰·F.克拉金
(John F. Clarkin) 著；钱秭澍，卢璐译. -- 北京：
人民邮电出版社，2019.4
ISBN 978-7-115-50862-1

Ⅰ. ①人… Ⅱ. ①伊… ②奥… ③约… ④钱… ⑤卢
… Ⅲ. ①病态人格－精神疗法 Ⅳ. ①B846②R749.055

中国版本图书馆CIP数据核字(2019)第033611号

## 内容提要

科恩伯格是当代心理动力学疗法的领军人物之一，主要研究人格障碍的动力学治疗。他与其团队在循证心理咨询 / 治疗的浪潮中，发展出了基于精神分析中自我心理学和客体关系的整合性心理动力疗法。

《人格病症的心理动力学疗法》通过描述人格病症的心理动力学疗法的目的、策略和技巧，帮助读者领会该疗法的基本原理，同时，书中大量的临床案例也可以辅助读者更好地把握该疗法的精髓。本书将心理动力学咨询 / 治疗进程分为初始阶段、中间阶段和结束阶段三个阶段，并且描述了每个阶段的任务、特点及标志。其中对于初始访谈的详细阐述，更是让读者对该阶段的访谈有了一个全面的理解与把握，为后期咨询 / 治疗奠定了良好的基础。

本书由科恩伯格及其团队对其研究成果整理而成，可供学习者和咨询师、心理治疗师以整体的眼光看待来访者、评估咨询 / 治疗过程；本书也是心理咨询师 / 心理治疗师理解来访者 / 患者人格组织水平和人格结构的重要指南。

◆著　　　　[美]伊芙·卡丽格（Eve Caligor）
　　　　　　[美]奥托·F.科恩伯格（Otto F. Kernberg）
　　　　　　[美]约翰·F.克拉金（John F. Clarkin）
　译　　　　钱秭澍　卢璐
　审　校　　姚萍
　责任编辑　刘卫一　柳小红
　责任印制　彭志环

◆人民邮电出版社出版发行　　　北京市丰台区成寿寺路11号
邮编 100164　电子邮件 315@ptpress.com.cn
网址 https://www.ptpress.com.cn
涿州市般润文化传播有限公司印刷

◆开本：787×1092　1/16
印张：17　　　　　　　　　　2019年4月第1版
字数：320千字　　　　　　　　2025年1月河北第21次印刷
著作权合同登记号　图字：01-2018-3672号

定　价：69.00元
读者服务热线：（010）81055656　印装质量热线：（010）81055316
反盗版热线：（010）81055315
广告经营许可证：京东市监广登字 20170147 号

我的学生在来北京大学读临床心理学硕士前便翻译了本书。他让我为这本书写序，我欣然同意了。这不仅是为了支持他对这个专业的热爱，也是为了表达对科恩伯格的敬意。

科恩伯格是当代心理动力治疗领域的领军人物之一。我最早了解科恩伯格是在美国留学时，第一年在教学参考书《弗洛伊德及其后继者》中见到他的名字，第二年在老师推荐的参考书中有他的著作《边缘性人格障碍的移情焦点治疗》。那时我对他的理论概念的理解还非常有限。2008年，在世界心理治疗大会上，我给我的导师南希·威廉姆斯做翻译，她介绍我认识了科恩伯格。他面带微笑，温和而有力量，从他的眼中能看出智慧的光芒，这是我对他的敬仰的投射。

科恩伯格一直坚持做人格障碍方面的研究和治疗，主要研究边缘性人格障碍的心理动力学治疗。美国大概从二十世纪八九十年代开始倡导循证心理治疗，即从实证的角度证明心理治疗的有效性，尝试对每种心理疾病找到经临床研究有效的具体治疗技术，并制定相应的治疗手册，以类似医学的模式进行心理治疗实践。心理治疗领域的这一运动促进了心理治疗的疗效研究，使心理治疗能以更具操作化的方式进行。科恩伯格及其团队在人格障碍的心理治疗领域研究和发展出了专门针对边缘性人格障碍的心理动力学疗法，即移情焦点疗法（transference-focused psychotherapy）。同样，英国的福纳吉团队发展出了基于心智化的疗法（mentalization-based therapy）。这两种治疗方法都是相对长程的心理动力学治疗方法，都有实证研究，也都编制了治疗手册，针对的都是边缘性人格功能水平的患者。本书是科恩伯格团队针对高功能的患者（在书中称为"高功能水平人格病理"）的心理动力学疗法手册。他们的心理动力学疗法依据的是科恩伯格的客体关系理论，他的理论对精神分析的主要理论进行了一定的整合。

他们最大的贡献是对心理动力学疗法的过程进行了更具操作化的讲解。这本手册以理论联系实际的方式系统地阐述了心理动力学疗法治疗从开始到结束阶段的发展变化过程，包括对案例的诊断评估和适合治疗的对象的选择。这本书的一大特色是书中有具体翔实的案例，说明在当下的时刻咨询师该如何应对。我讲授心理动力学疗法这门课有十多年了，我的最大感触是，学生们虽然阅读了很多心理动力学理论或实践方面的图书，但是，与学习认知行为疗法的学生相比，他们在理解案例时系统性的思考不够，对患者难以进行全面的心理动力学方面的诊断和评估，对治疗过程缺乏感性认识。这正是学习心理动力学疗法的普遍困难之处。这本书的出版正好可以弥补治疗师在这方面学习的不足。我建议治疗师可以对比着阅读科恩伯格团队所撰写的《人格病症的心理动力学疗法》和《边缘性人格障碍的移情焦点治疗》这两本书，以便更深刻地理解心理动力学疗法针对不同功能水平的患者的治疗理念有何不同。这本书对新入门的心理动力学治疗师具有指导作用，对于有经验的心理动力学治疗师也有很好的启发和借鉴意义。

　　我相信本书会成为国内心理动力学治疗师重要的参考书。事实上，我已经向我的学生们和受督导的治疗师们推荐了这本书。

姚萍

北京大学心理与认知科学学院讲师

美国罗格斯大学临床心理学博士

中国心理学会临床与咨询心理学专业注册系统注册督导师

中国心理卫生协会精神分析专业委员会委员

2019.2.21

科恩伯格可以说是当代心理动力学领域最著名的人物之一。他与科胡特都对人格障碍领域做出了巨大的贡献。虽然科恩伯格因研究边缘型人格障碍而闻名，但他的理论远不止于此。他对人格组织水平的划分，是DSM中边缘型人格障碍的雏形，也是如今心理动力学从业者大多接受、秉持的观点。

在评价科恩伯格时，许多人都说他是一位理论整合者。确实，科恩伯格调和了驱力、自我和客体关系，但是，他的理论并非一成不变。科恩伯格的理论的最大转变，可能就体现在他对驱力的看法上——在《边缘问题和病理性自恋》一书中，驱力还占据着极其重要的地位，到了《边缘性人格障碍的移情焦点治疗》和《人格病症的心理动力学疗法》这两本书中，驱力的概念可以说就已经"名存实亡"了。这反映出科恩伯格尊重实践的态度。因此，科恩伯格让我尊敬的原因不只是他的理论建树，更多的是他作为一个研究者的谨慎、踏实和认真。我想，可能正是这种态度，才让科恩伯格团队发展出了经得起实证检验的心理疗法。他们的疗法既能获

1

得实证支持，又能保留精神分析的传统，这在整个精神分析界都是罕见的。

心理动力学疗法重视主观经验，治疗过程多变，很难被编制成手册。但是，科恩伯格团队推出的两本书却清晰、明确、系统地介绍了他们的疗法，覆盖了几乎所有的人格组织水平（不包括精神病性人格组织）。其中丰富的案例、统一的治疗框架和步骤，都可以极大地帮助心理动力学疗法的见习者和实践者。

我翻译本书的念头始于五年前。当时，我正在读《边缘性人格障碍的移情焦点治疗》，发现某页的译者注中提到了《人格病症的心理动力学疗法》一书，就随手记录了下来。时光荏苒，此书从开始翻译到最终出版经历了四年多的时间。其间的反复修改、推翻重来不再赘述，但值得一提的是后来卢璐的加入。她让我觉得本书的翻译不再是一项孤独的任务了。《人格病症的心理动力学疗法》是科恩伯格团队合作的成果，这本书的中文版最终问世，同样也离不开合作：我的导师姚萍提出了宝贵的翻译意见，编辑柳小红也曾与我多次讨论，甚至详细到某个词的取舍和位置。

在翻译本书的过程中，我们讨论了很多术语的译法，其中包括 self 和 ego 的区分，ambivalent 惯用翻译的词难达意，rigid 究竟该翻译成"刻板"还是"僵化"。我们会在行文中以译者注的形式向读者解释我们的某些翻译。不过，最令人为难的当属标题中的 pathology。这个词不能翻译成"病理"，翻译成"疾病"也不好，改译成"障碍"更是缩小了该疗法的适用范围。多番考虑之后，我们最终将其翻译为"病症"。

即使经过了无数的句式调整，但由于原文中存在大量的长串术语，作者的语言风格又略带晦涩，加之客体关系理论本身就比较难懂，所以这本书的中文版对读者终究还是略有难度的，甚至有时需要仔细推敲句子的结构。但是，读者如果能认真读完本书，一定会受益良多。由于译者水平有限，译稿中必然存在疏漏和错误，还请读者不吝赐教。

最后，谨以此译作献给所有值得感谢的人，尤其是我的母亲。

本书描述了人格病症（personality pathology）心理动力学治疗的一种特殊形式，我们称之为**高水平人格病症的心理动力学疗法**（dynamic psychotherapy for higher level personality pathology，缩写为DPHP）。这一疗法的基础是当代心理动力学客体关系理论，该理论主要关注个体的心理生活是如何围绕内化的关系模式（internalized relationship patterns）组织起来的，该关系模式也被称为**内在客体关系**（internal object relations）。该疗法着重于探索并最终修正患者在当前人际关系中所呈现出的内化的关系模式。本书的导言和前两章主要介绍此疗法的理论基础。

本书中描述的治疗模型由移情焦点疗法（transference-focused psychotherapy，缩写为TFP）发展而来。移情焦点疗法是针对边缘性人格（borderline personality）的一种心理动力学疗法，该疗法已经发展完善，并于桑福德康奈尔大学威尔医学院人格障碍协会进行了实证测试。因以下几个原因，移情焦点疗法在长程心理动力学治疗中占有比较特殊的地位：（1）它是为治疗一种特殊形式的精神疾病而发展起来的；（2）已经有治疗手册清晰描述了其治疗技术；（3）它经过了实证研究。

当我们在哥伦比亚大学精神分析培训和研究中心教授移情焦点疗法时，发现在针对高水平人格病症的治疗中，缺少与 TFP 类似的疗法。作为移情焦点治疗手册的姊妹卷，本书旨在填补这一空缺。这本手册化图书与移情焦点疗法基于同一套整合性的人格模型（model of personality），都全面描述了以客体关系理论为基础的治疗人格障碍患者的方法。

本书适用于学习心理治疗的学生和有经验的临床心理医师。考虑到有些读者是初次学习心理动力学疗法，我们清晰明确地解释了 DPHP 的理论基础和基本要素，通过描述 DPHP 的目的、策略和技巧并辅以大量的临床资料，帮助读者领会治疗技术背后的基本原理。我们为经验丰富的临床心理医师们提供了一种综合性疗法，它既整合了当代心理动力学对人格病症的看法和心理动力学疗法，又在某种程度上有所创新。我们希望临床心理医师们能够通读、吸收我们在此描述的方法，然后结合自己的个人风格、临床经验和患者群来灵活运用。

本疗法和本书的不断完善是大家通力合作的成果。我们以学习小组的形式开始，之后又联合了桑福德康奈尔大学威尔医学院人格障碍协会和哥伦比亚大学精神分析培训和研究中心。具体参与者有：伊丽莎白·奥金克洛斯博士（Dr. Elizabeth Auchincloss）、伊芙·卡丽格博士（Dr. Eve Caligor）、约翰·克拉金博士（Dr. John Clarkin）、黛安娜·戴蒙德博士（Dr. Diana Diamond）、帕梅拉·福尔斯克博士（Dr. Pamela Foelsch）、奥托·科恩伯格博士（Dr. Otto Kernberg）和弗兰克·耶曼斯博士（Dr. Frank Yeomans）。通过与哥伦比亚大学精神分析培训和研究中心的候选人及纽约精神病学协会的住院医师分享我们的方法，我们的理念得以进一步发展。两组学员都对这一方法提出了有深度的质疑，他们为本书中观点的发展做出了贡献。

　　另外，十分感谢同事们的帮助，他们慷慨地付出了时间，提供了经验。露西·拉法吉博士（Dr. Lucy LaFarge）和史蒂文·鲁斯博士（Dr. Steven Roose）全程帮助我们录入各章节的手稿，丹尼尔·瑞彻特博士（Dr. Daniel Richter）和布乐特·卢瑟福德博士（Dr. Bret Rutherford）为本书的初稿提供了深思熟虑的见解。吉纳·阿特金森女士（Ms. Gina Atkinson）则帮助我们编辑了本书。

　　读者会发现，本书中的章节不是按时间先后排序的，例如，始于评估和开始阶段，再经过治疗阶段，直至结束。事实上，在本书编排和章节顺序选定中，我们考虑的更多的是如何帮助读者尽可能地理解本疗法——不管是在 DPHP 独特的心理治疗技术方面，还是在该技术的基本原理方面。我们的基本重点不是回答"当……时，我怎么做"这类具体问题，而是旨在让读者能够自己回答自己的问题："我如何系统性地决定现在该做些什么？"

　　本书分为三个部分。在导读性的章节后，第一部分包括我们关于人格和人格病症的理论模型。本书始于周密的理论介绍，因为透彻了解我们关于人格病症和心理功能运作（mental functioning）的模型是十分重要的，甚至是治疗的必要的基石——是学会如何实行我们所描述的治疗的基础。

　　本书第二部分对本疗法进行了深层阐述。我们以总览的方式开始这一部分，介绍了 DPHP 的基本元素以及关于本疗法如何发挥疗效的模型。接着，我们描述了 DPHP 的策略，它将本疗法组织为一体。我们也描述了治疗设置（treatment setting），它是我们在后续章节中描述的心理治疗技术的平台和容器。在该部分的最后两章，我们谈及了本疗法的具体技术性特征——治疗师在会谈的每时每刻（moment to moment）所使用的技术，以及引导治疗师决定何时干预、如何干预的技巧。

　　本书第三部分涉及对患者的评估（patient assessment）和一些特殊情况。虽然评估是治疗的开端，但我们仍决定将其放在最后一部分中，这是因为，只有透彻理解人格病症及其心理疗法，才能合理地评估、治疗患者。在叙述患者评估之后，我们会回过头来讨论出现在治疗的不同阶段的一些具体问题。在本书的最后，我们会讨论 DPHP 与药物管理及其他治疗形式的结合。

在开始正文前，我们想解释一下本书提供的临床资料的性质。描述临床情境时，写作者总会踌躇犹豫：一方面，我们希望提供真实、生活化的临床资料；另一方面，我们也必须保护患者的隐私。我们发现，即使隐藏了患者的身份，也不可能在尊重患者隐私的前提下呈现精准的临床资料。至少，被引用了治疗会谈的患者是能够辨别这些临床资料的。于是我们决定，不在本书中展示真实的患者和真实的临床资料。我们呈现的每个临床片段都综合了过去几年中我们治疗过或督导过的多个案例。

最后，读者会发现，在描述准确时应该使用"她"或"他／她"的地方，我们使用的是"他"。虽然我们对这种做法并不完全满意，但我们仍沿用男性称谓，让写作尽可能地清楚，目的在于使比较难读的材料易于阅读。

# 目 录

导言 // 1

适用患者 // 2

高水平人格病症的心理动力学疗法概览 // 2

哪种疗法适合哪类患者 // 6

## 第一部分
### 高水平人格病症的理论

第1章 心理动力学视角下的人格病症 // 11

人格和人格病症 // 11

高水平人格病症 // 13

人格刻板 // 21

防御操作与人格刻板 // 24

无意识冲突 // 31

**第 2 章　　人格病症的内在客体关系、心理组织和主观体验　// 37**

自体和他人的表征与人格刻板　// 38

人格病症中的内在客体关系和防御操作　// 42

俄狄浦斯冲突　// 49

结构性改变　// 55

# 第二部分
## 高水平人格病症的心理治疗

**第 3 章　　DPHP 的基本元素　// 63**

DPHP 的基本任务　// 63

什么是移情及其在 DPHP 中扮演的角色　// 70

改变机制和技术原理　// 77

改变机制：诠释和涵容　// 79

**第 4 章　　DPHP 的策略和治疗设置　// 85**

总览策略　// 86

策略 1：识别主要的客体关系　// 87

策略 2：观察、诠释主要客体关系中内含的冲突　// 91

策略 3：聚焦于治疗目标　// 95

策略 4：修通已经识别的冲突——把冲突性客体关系整合进患者有
意识的自体体验之中　// 97

治疗设置和治疗框架　// 98

心理治疗关系　// 103

偏离治疗框架　// 105

治疗联盟　// 108

**第 5 章    DPHP 的技术（1）：倾听患者  // 109**

倾听患者  // 109

倾听患者的言语交流  // 110

"倾听"患者的非言语交流信息  // 114

**第 6 章    DPHP 的技术（2）：干预  // 123**

技术性中立  // 123

诠释  // 129

分析阻抗  // 136

分析性格  // 140

诠释与涵容  // 143

**第 7 章    DPHP 的技巧  // 147**

技巧 1：在何处干预——识别首要主题  // 148

技巧 2：确定冲突  // 151

技巧 3：系统分析主要冲突  // 156

技巧 4：分析主要冲突与治疗目标之间的关系  // 163

# 第三部分
## 患者评估、治疗阶段以及 DPHP
## 与其他疗法的结合

**第 8 章    患者评估和鉴别性治疗计划  // 175**

患者评估与诊断性访谈  // 176

诊断性访谈：资料  // 176

诊断性访谈：方法  // 182

**第 9 章    治疗阶段  // 203**

   DPHP 的开始阶段  // 203

   DPHP 的中间阶段  // 210

   结束阶段  // 224

   治疗僵局  // 230


**第 10 章    DPHP 与药物管理和其他治疗形式的结合  // 233**

   DPHP 结合抑郁治疗  // 234

   DPHP 结合焦虑障碍的治疗  // 247

   DPHP 结合性治疗、夫妻治疗或团体治疗  // 248


**第 11 章    总结性评论  // 251**

   人格病症的诊断、结构和治疗  // 251

   研究  // 252

   训练  // 253

   灵活实施  // 254

本书描述了一种治疗人格病症的心理治疗技术，旨在呈现一种既适用于经验丰富的临床心理医生，也适用于临床培训的心理治疗手段。本书阐述了一种足够系统化的、清晰独特的心理治疗方法，可以作为一本治疗指南使用。

在这本手册化的图书中，我们呈现了一种当代的心理动力学观点，可用于理解高水平人格病症的特征——不灵活且适应不良的人格特质（personality trait），并且对其进行治疗。我们描述的是一种长程（1~4年）的、每周两次的心理动力学治疗。这种治疗不是被分解成一系列标准化的步骤，供任何治疗师治疗任何患者时使用，而是包含了一系列可以应用于不同临床情境下的临床准则，同时兼顾了患者和治疗师的个体差异和共性。

理解人格病症有很多种途径，主流的有心理动力学观点、神经生物学观点、人际间观点和认知观点。本书所描述的疗法的基础是一种心理动力学观点的人格模型，该模型由科恩伯格所发展，受到心理动力学客体关系理论的极大影响。借助这一模型，克拉金、约曼斯和科恩伯格已写成了针对边缘性人格障碍患者的移情焦点疗法手册。本书便是其姊妹篇。

## 适用患者

具有不同类型心理病症的患者会从不同的疗法中获益。因此，心理治疗必须根据患者的心理病症和心理资源（psychological asset）为其量身定制。本书描述的疗法针对治疗高水平人格病症。在大量的人格病症患者中，具有这类心理病症的患者是相对健康的子群体。

与 DSM-IV-TR 强调的严重人格障碍患者相比，具有高水平人格病症的个体一般能够适应现实要求。这些个体具有较稳定的自体感（sense of self），拥有建立并维持一定人际关系以及追求目标、相对坚持劳作的能力。然而，高水平人格病症患者却在一些核心功能运作区（central areas of functioning）严重受限，特别是那些无法建立亲密关系和／或未能发展令人满意的友谊的个体。他们也许无法从事与自己的受训背景和能力水平相匹配的工作，或者被迫完全投身于工作中，从而忽略了人际关系和其他兴趣。当需要朋友或同事的帮助时，高水平人格病症者也许难以开口求助，即使当他们得到帮助后，也会发现自己很难利用这些帮助。这些个体不能发挥自己的全部能力，常常受困于焦虑和抑郁中，总感觉不愉快，生活满意度低。

## 高水平人格病症的心理动力学疗法概览

DPHP 是当代心理动力学客体关系理论在临床上的应用，用于治疗以刻板（rigidity）为特征的高水平人格病症。以心理动力学框架为参照，人格刻板（personality rigidity）和适应不良的人格特质与气质因素（temperamental factor）相互作用，是患者防御操作（defensive operations）的体现。防御将患者内心的痛苦和威胁从有意识的自体体验（self-experience）中分离出去，从而避免其经历这些情感体验。正因为防御有着重要的功能，所以患者不易洞悉这些防御操作及其背后的冲突。

DPHP 旨在帮助患者觉察他们的防御操作和心理冲突（psychological conflict）。其总体方法是在治疗师和患者之间建立一种特殊的关系，以促使患者的冲突浮现于意识中。患者的冲突不仅会在其日常人际关系中出现，在与治疗师的关系中也会出现。把患者的无意识冲突带到意识中这种做法使治疗师和患者能够一起努力，帮助患者做到以下两点：（1）理解刻板的防御操作所具有的功能；（2）容忍对已经被防御性分离出去的、内心中不被接受的方面进行情绪觉察（emotional awareness）。

如果患者能够透彻体验自己和他人的冲突性表象（conflictual image），将这些表象同化到自己的意识体验中，则其刻板维持防御操作的需要便会减弱。这一进步会给患者的防御操作带来极大的灵活性，减轻其人格刻板，加深、扩展其情绪体验。在 DPHP 的治疗中，我们的目的不是处理患者的所有冲突，也不是处理功能运作适应不良的所有区域，而是聚焦于与患者当前症状有关的冲突和刻板区域，聚焦于患者和治疗师共同商定的治疗目标上。

这项工作的节奏难以预测，根据患者的防御的刻板程度、治疗师的技能以及患者自体①观察（self-observation）的意愿和能力不同，该节奏会产生许多变化。因此，本书无法精确地告诉读者，某种特定的干预是应该在第 4 次还是第 40 次会谈时进行，而是基于临床的基本原理、预期中的治疗进程以及治疗的展开形式，给读者提供一套技术。为了让读者学会这种类型的疗法（它有一定的灵活性，在使用过程中变化较多，持续时期较长），我们清晰地描述了治疗目标、策略、技巧和技术。如果治疗师能够理解本疗法的目标和策略以及本疗法的基础——心理功能运作和疗愈性改变（therapeutic change）的模型，他便能够最好、最有效地开展这种治疗。

---

① 为了强调自体（self）与自我（ego）之间的区分，同时为了尊重作者的原意，避免在行文中产生混淆，我们酌情调整了涉及"self"的通行译法。例如，"自我"观察（self-observation），在本书中会被译为"自体"观察。——译者注

## DPHP 中的人格刻板、无意识①冲突以及内在客体关系

在心理动力学参照框架下，心理冲突被看作是围绕强大的、高度激发的愿望、需要或恐惧组织起来的，又被称为冲突性动机（conflictual motivation）。通常，冲突中涉及的动机包括性欲、愤怒、施虐、竞争、权力、自主和自尊，以及希望被爱、被仰慕或被照顾。在心理动力学模型中，冲突性动机被从意识觉知中分离出去，因为它们表达的是痛苦或威胁，会导致令人不适的感受，如焦虑、内疚、恐惧、抑郁或羞耻等。例如，患者也许确信："当我刻薄时，我就成了一个坏人。""如果我向某人寻求爱和支持，我一定会遭到羞辱。"某些防御操作会把这些潜在的威胁性动机从意识觉知中分离出去，给人格功能运作（personality functioning）带来刻板性。

我们可以按照被渴望的、被需要的或可怕的关系表象，或者内化的关系模式，对冲突性动机进行概念化。在上面的例子中，"刻薄"也许会被体验为一个怀有敌意的自体正在攻击、损害某个较弱的人，被照顾的愿望也许会表现为一个愉快、依赖的自体正在被照料性的母亲养育。因此，通过考察个体的防御性需要——避免自己感知到痛苦的、具有威胁性的内化关系模式以及与之有关的情绪反应状态——我们便能够理解心理冲突造成的人格刻板。

在心理动力学客体关系理论中，内化的关系模式被视为心理功能运作的基本组织者。这些人际关系模式指的是**内在客体关系**，是与另一个人（即客体②）相互作用着的自体表征（representation），与一种特定的情绪反应状态相关联。有趣的是，其他学科也提出了类似的结构：依恋理论（attachment theory）强调了**内在工作模型**（internal working models）作为心理活动组织者的重要作用；认知行为理

---

① 无意识（unconscious）这一术语被西格蒙德·弗洛伊德（Sigmund Freud）用来指心理体验中完全无法与意识接触的方面。这种用法强调的是压抑和与压抑有关的防御在心理活动中发挥的作用。但是，在本书中，该术语的意义更广泛，指在心理体验中，当前从觉知范围内防御性分离出去的所有方面。因此，当我们使用无意识这个概念时，我们不仅仅包括了内心体验中被压抑的方面，也包括了某些思想、感觉和知觉（个体选择不注意它们，或者否认或拒绝它们的重要性）。
② 由于历史原因，在精神分析的术语中，"客体"（object）这个词指的是一个人，主体与此人有着密切的关系。同样，内在客体这个术语指的是主体心理中的他人表征或存在。

论（cognitive-behavioral theory）则将其称为**认知图式**（cognitive schema）；而认知神经科学把这些结构视为**"联结性神经网络"**（associational neural networks）。

科恩伯格提出，内在客体关系源于与重要他人之间有情感投入的互动。在个体的成长过程中，这些重要他人被内化并被组织起来形成持久的记忆结构。此处，**结构**（structure）一词指的是稳定的、被重复激活的、持久的心理功能运作模式，它把个体的行为、知觉和主观体验组织起来。内在客体关系尽管由过去的人际关系所塑造，但并不一定跟过去与重要他人之间的真实互动一一对应。相反，我们认为，自体与客体的内在表征结合了过去人际关系中的真实（人际间）和幻想两个方面，也结合了与这两个方面有关的防御。虽然内在客体关系倾向于长期相对稳定，但也有可被改变的潜质。

## DPHP 的策略、技巧和技术

治疗的**策略**（strategies）是把治疗组织成整体的首要原则，其宗旨是达成治疗目标。DPHP 的首要原则是，把造成患者当前病症的背后的内化关系模式带进治疗中，借此对其识别、探索、修通（work through），最终实现减轻人格刻板这一目标。在 DPHP 的治疗中，修通冲突性关系模式的背景是患者当前的重要关系，也包括其与治疗师之间的关系。以上步骤不仅依赖于患者与治疗师的内省力，也依赖于双方关系的涵容功能（containing functions）。而治疗设置和治疗关系的设计是为了促使患者的无意识冲突和关系模式浮现到意识中。

**技巧**（tactics）是治疗师用来指导自己**在每次会谈中**做决策的原则，即何时、何处、如何进行干预。在 DPHP 的每次会谈中，治疗师通过患者的言语和非言语交流以及自己与患者之间互动的情绪体验来识别患者的情绪显著议题（affectively dominate issue）。在识别出情绪显著议题或"优先主题"后，治疗师会与该主题所体现出的重要无意识冲突建立连接，描述与该冲突有关的自体和客体表征。一旦冲突得以确定，治疗师就会进行系统的探索：从体验的有意识方面过渡到较难进入意识的方面，从防御过渡到隐藏的冲突性关系模式。当冲突变得清晰时，治疗师会把冲突与患者当前呈现出的症状和治疗目标联系起来进行诠释。

在DPHP的任意一次会谈中，情绪显著议题既可能存在于患者与治疗师的关系中，也可能存在于患者与其他人（除治疗师以外）的关系中。随着治疗的进行，患者与治疗师的关系会逐渐成为焦点，而且能够被联系到其他重要关系上（既有过去的重要关系，也有当下的重要关系）。包含着移情、当下关系和发展史中重要关系的三角结构，成为理解患者当前内在客体关系和无意识冲突的窗口。

**技术**是治疗师与患者互动时使用的工具——是在每次会谈的**此时此刻**，在倾听患者以及进行干预时，治疗师采用的特殊方法。涵容是DPHP治疗师采用的技术。治疗师的涵容利用了反移情、阻抗分析、诠释心理冲突以及一种特殊形式的心理疗愈性"倾听"。DPHP不使用支持性技术（supportive technique），如提供鼓励和建议。在DPHP的治疗中使用支持性技术是对技术性中立（neutrality）的偏离。

## 哪种疗法适合哪类患者

具有高水平人格病症的患者具有良好的预后，很可能从各种心理动力学疗法中获益：从支持性或短期的焦点治疗（focal treatment）到精神分析（psychoanalysis）。以心理动力学为基础的支持性和焦点治疗聚焦于快速地减轻患者的症状，而非改变其底层的人格。与之相反，精神分析旨在以一种比较全面的方式修正患者的人格。在多年的、密集性治疗的历程中，精神分析为修通所有主要的无意识冲突区域提供了机会。

与精神分析类似，本书中描述的疗法同样用于改善人格刻板，但是，这种疗法与精神分析有所不同，因为它专门聚焦于特定的冲突区域，而不像精神分析那样大量依赖于对移情的解释。对标准精神分析的目标和技术做出的修改是为了适应本疗法的特点：与精神分析相比，本疗法疗程较短（一般是1~4年），较分散（一周两次会谈）。

同时患有情感障碍或焦虑障碍的高水平人格病症的患者能够从认知行为疗法

（CBT）、人际关系疗法（IPT）、短程心理动力学疗法（STDP）和药物治疗中受益。这些疗法专门用于治疗焦虑障碍和抑郁障碍。STDP 是一种以心理动力学原理为基础，围绕特定症状、冲突或人际模式组织起来的限期疗法。CBT 和 IPT 都不是心理动力学疗法，它们关注个体对各种环境刺激的反应模式。CBT 聚焦于适应不良的重复行为和认知模式，试图修正它们。IPT 则聚焦于适应不良的人际模式，试图修正这些模式以改善患者当前的人际关系。

"哪种疗法最适合哪类患者"是一个既重要又有争议的问题。依我们的经验来看，对患有人格病症的患者进行初诊时，选择旨在改善症状的治疗计划，还是旨在改善适应不良的人格特质的治疗计划，往往会给决策带来很大的困扰。治疗师需要清楚地考虑治疗目标，因为，前来就诊的高水平人格病症患者（即使不是大多数，也有很多）的最初目标是减轻症状。我们制订的治疗计划应当与患者的治疗目标相匹配，这一点很重要。同时，开始治疗前，治疗师必须确保患者彻底理解并同意治疗计划。在制订计划时，治疗师必须区分旨在改善症状的各种治疗方法和旨在改善人格刻板的表现形式的 DPHP。

患者会因许多障碍前来治疗，如抑郁障碍、焦虑障碍、物质滥用、进食障碍或性功能障碍等。我们并不认为，DPHP 对这些障碍而言是最好、最有效的疗法。但是，显而易见的是，针对这些障碍的标准疗法并不针对它们所植根的人格结构（personality structure）。因此，为了优化治疗，治疗师必须和患者明确讨论治疗的目的，清楚地了解可以提供的有效疗法。把症状性治疗和 DPHP 结合起来（不管是先后进行还是同时进行）往往会是最实用的解决办法，也是最能满足患者需要的治疗计划。本书第 10 章讨论了 DPHP 与药物管理及其他治疗形式的结合。

在所有前来求助的高水平人格病症患者中，不是所有患者都对较长程的、密集的治疗（如 DPHP）感兴趣；同样，某些有较轻人格病症的患者可能也不需要进行 DPHP 的治疗。虽然是否采用 DPHP 是患者和治疗师初诊时所做的私人的决定，但是，我们仍然会把 DPHP 推荐给那些对高水平人格病症疗法感兴趣的患者，因为我们认为，DPHP 为广大患者提供了一个改善适应不良的人格功能运作的机会，而这最终可以永久提高他们的生活质量。

THEORETICAL UNDERSTANDING OF
HIGHER LEVEL PERSONALITY PATHOLOGY

第一部分

# 高水平人格病症的理论

第 1 章

# 心理动力学视角下的人格病症

在本章中，我们会介绍一种针对人格和人格病症的心理动力学观点。我们会阐述高水平人格病症的心理动力学疗法（DPHP）适用的心理病症及（很有可能从该治疗中获益的）患者群。我们将聚焦于高水平人格病症的特征——刻板性，描述该患者群中人格刻板的临床表现，探索与人格刻板有关的防御操作谱系（spectrum）。在本章的结尾，我们会介绍人格病症中的无意识冲突以及无意识冲突与内在客体关系之间的联系。

## 人格和人格病症

### 定义人格和人格病症

个体有其独特的行为、认知、情绪、动机和人际关系的持久模式。人格便是这些持久模式的动力性组织（dynamic organization）。个体的人格是其对自身和世界的体验的重要组成部分。人格对个体体验的影响十分强大，以至于个体很难想

11

象另一种体验方式。个体的行为、认知、情绪和人际关系的模式被组织起来，构成其人格。而这些模式则被称为人格**特质**。心理动力学临床医生有时会用**性格**（character）或**性格特质**（character trait）这两个术语指代人格中主要由心理因素和发展因素所决定的那些方面，以便与那些主要反映气质性因素的方面相区分。

在描述人格时，我们会涉及以下几点：（1）人格特质组织的性质和水平；（2）在各种情境中被激活的人格特质的灵活或刻板程度；（3）人格特质的适应程度，或者人格特质妨碍功能运作并造成困扰的程度；（4）个体的伦理价值和道德理想的性质；（5）个体适应（或不适应）社会心理应激源（stressor）的惯用方法。人格运作中这些可以被直接观察的方面构成了人格和人格病症中的**描述性特征**（descriptive feature）。

正常人格中的人格特质并不极端。在不同背景下，它们会被灵活地、适应性地激活。在这种情况下，即不存在心理病症时，我们也许会说个体有一种特定的人格"风格"，如强迫性人格"风格"或表演性人格"风格"。随着在不同情境中被激活的人格特质变得越来越极端、越来越不灵活，个体也从正常的人格运作过渡到不断加重的人格病症，一直到达谱系最严重的一端——人格特质变得极其适应不良且功能运作混乱。人格病症不论是轻微还是严重，都与某种程度的情绪困扰和／或社会或职业功能的损害有明显关联。人格病症发病于成年早期，随时间的推移呈相对稳定的状态。

DPHP旨在处理人格中主要源自心理的方面——反映出患者的防御操作是不灵活的、适应不良的。然而，需要强调的是，并非所有的人格刻板都是由心理因素造成的。相反，人格的很多方面，如羞怯或追求刺激等，反映了遗传方面的气质因素。还有一些人格特质，它们看起来好像反映了性格中的刻板，如抑郁的人生观或焦虑性沉思的倾向等，但实际上可能是某种未诊断的情感性疾病或焦虑障碍的症状表现。

## 从心理动力学的角度描述人格和人格病症

在心理动力学视角下全面描述人格病症涉及以下内容：（1）障碍的描述性特

征；（2）对描述性特征背后的**结构性组织**（structural organization）的构想；（3）解析患者**心理动力状态**（psychodynamics）的理论，该理论为患者人格中的描述性和结构性特征赋予了意义。在评估描述性特征后，我们可以获得以下信息：患者的主诉、适应不良的人格特质以及患者与重要他人之间的关系。我们可以利用这些信息做出描述性诊断（descriptive diagnosis）（如 DSM-IV-TR 提供的诊断类型）。另一方面，通过考察个体对自己和重要他人的体验、个体的客体关系、防御操作和现实检验力（reality testing）、结构性构想（structural formulation）（参见下文及第 8 章"患者评估和鉴别性治疗计划方案"）为我们提供了有关人格病症严重程度的信息。通过描述性评估和结构性评估，临床医师们能够清楚地了解患者的客观困难和主观困难，也能获得足够的信息做出诊断、指导治疗。

尽管描述性和结构性评估已足够支持做出诊断，但是，要想从心理动力学的角度出发，全面描述心理病症，我们还必须理解障碍背后的无意识动机和心理冲突，因为人们的很多所为所感是被无意识推动的。通过揭露患者外显情绪和行为背后的无意识冲突，心理动力学治疗师可以解释那些迫使患者前来治疗的看似荒谬的困难。心理动力学治疗师之所以能帮助患者发展出极大的灵活性和适应能力，正是因为探索、修通了其隐藏的意义和动机。

# 高水平人格病症

本书中描述的疗法适用于治疗高水平人格病症患者的人格刻板，其表现为不灵活、适应不良的人格特质和有关症状。在本节中，我们从三个角度出发划分具有高水平人格病症的患者群：首先，我们会思考高水平人格病症的诊断标准；其次，我们会聚焦于适应不良的人格特质，详细阐述高水平人格病症的描述性特征；最后，我们会讨论如何划分这一患者群，即如何使用科恩伯格的心理动力学结构化方法，对人格病症进行分类。

## 高水平人格病症的诊断性特征

在具有人格病症的群体中，DPHP 适用的患者是较为健康的亚群体。虽然他们中有些人符合 DSM-IV-TR 的人格障碍的诊断标准，但是，依然有很多人不符合。大部分高水平人格病症患者，其人格病症虽然在临床上显著，但用 DSM-IV-TR 的人格障碍诊断标准却不足以构成诊断。换言之，DSM-IV-TR 轴 II 所涵盖的病症是有限的。

DSM-IV-TR 轴 II 提供了绝对化的人格障碍诊断标准。它把每种人格障碍的人格特质分别汇总为常见集群，然后列出各种人格障碍的诊断条目。当个体满足一定数量的条目时，便可以做出诊断（例如，满足 9 项中的 5 项就是边缘型人格障碍）。在诊断任何特定的人格障碍时，这种一刀切的诊断方式都是有些武断的（例如，如果个体满足了 n 项条目，他就具有人格障碍，但是，如果他只满足了 n-1 项，就不具有人格障碍）。与此同时，DSM-IV 工作组又选择了较高的诊断阈限。因此，DSM-IV-TR 轴 II 对许多轻微形式的人格障碍和人格病症的涵盖程度有限，这也引起了其他研究者的注意。

有证据表明，高水平人格病症既是常见的，也具有显著的临床表现。韦斯滕（Westen）和阿科维茨-韦斯滕（Arkowitz-Westen）对 238 位从业精神科医生和心理学家进行了调查，结果显示，60% 的患者具有临床显著的人格病症，却不能根据 DSM-IV-TR 的分类进行诊断。另有证据表明，DSM 阈下的人格障碍会影响个体的心理健康和社会适应能力。一些研究者认为，人格病症和正常人格特质属于同一连续体。他们指出，即使轻度适应不良的人格运作，也会对个体的适应能力和生活质量产生负面的影响。

一些具有高水平人格病症的患者符合 DSM-IV-TR 中某项人格障碍的诊断标准（参见表 1-1）。尤其是 DSM-IV-TR 中的强迫型人格障碍，DSM-IV-TR 附录 B 中描述的抑郁型人格障碍，以及 DSM-IV-TR 中表演型、回避型和依赖型人格障碍中较高功能的子群体，它们构成了 DSM-IV-TR 轴 II 分类系统中的高水平人格障碍组。另外，还有其他一些具有高水平人格病症的患者，他们表现出 DSM-IV-TR 轴 II 中列出的多种人格特质，但是，这些特质的数量不足以满足人格障碍的诊断标准。

如果患者仅仅表现出所列条目中的一部分，按照当前的 DSM 系统，他们无法被诊断为人格障碍，或只能被诊断为具有人格障碍"特质"。最后，具有高水平人格病症的患者会表现出众多适应不良的人格特质，这些特质在临床实践中十分常见，但在目前的 DSM 中却被描述得很不充分。这些特质包括：在亲密关系和承诺上的困难、羞怯、低自尊、贬低他人以及工作抑制（work inhibition）。

《精神分析诊断手册》（The Psychoanalytic Diagnostic Manual，缩写为 PDM）提供了对人格病症和人格障碍的当代精神分析观点。该手册介绍了被当前许多精神分析临床工作者所接受的人格病症的立体视角，也从心理动力学的角度描述了最常见的人格障碍。在心理动力学的诊断框架下，许多具有高水平人格病症的患者属于"神经症性人格障碍"（neurotic personality disorder）组。神经症性人格障碍由一组较轻的人格障碍组成，与正常人格属于同一连续体，其特征为过度刻板的人格风格。最常见的神经症性人格障碍是强迫思维和 / 或强迫行为型人格障碍、癔症型人格障碍（表演型人格障碍的高功能、低极端化版本）以及抑郁或抑郁-受虐型（depressive-masochistic）人格障碍。

表 1-1　DSM-IV-TR 对具有高水平人格病症患者的人格障碍诊断

| |
| --- |
| 回避型人格障碍 |
| 依赖型人格障碍 |
| 抑郁型人格障碍（尚处于研究阶段） |
| 表演型人格障碍 |
| 强迫型人格障碍 |

## 高水平人格病症的描述性特征

对于高水平人格病症，我们可以观察到的关键症状是适应不良或刻板。人格刻板表现为某种人格特质群或特定的人格"风格"。它们会在不同情境下被激活且呈现出不灵活性。另外，人格刻板也会造成心理症状。在人格病症的语境下，当我们谈及刻板时，意味着人格特质在某种程度上适应不良，或者引起了人格病症患者的个体困扰和/或其身边的人的困扰。

刻板的人格特质在特定情境下会被自发、重复性地激活，而不论是否适应、恰当，并且个体若有意识地压制或改变它们，则往往会导致其焦虑。在各种情境下以及漫长的时间里，人格特质保持一致、稳定，并且由于经验、学习、新环境或选择的作用，它们也会抵制改变。这种人格特质可能是自我协调（ego syntonic）的，虽然其他人可以看出一个人的特质，但当事人却无法发现（至少是在谱系严重的一端）。在人格刻板较严重的案例中，个体的人格特质明显是病态的，个体也常觉得这些特质会妨碍其满足环境要求和内部需要。但是，即使个体意识到适应不良的人格特质并深受困扰，也可能无力改变。相反，他也许会一次又一次地犯同样的错误，不管他得到了多么有用的建议，也不管他自己付出了多大的努力。

除了适应不良的人格特质外，高水平人格病症也与许多症状有关。这些症状可能包括躯体症状、心境失调、思维障碍以及行为异常活跃或异常抑制。心理因素造成的躯体症状通常包括心因性疲劳、转换性症状和勃起障碍；情绪症状包括焦虑和轻度抑郁；人格刻板伴随的常见认知症状包括疑病性担忧和强迫侵入性的懊悔感；行为失调包括性抑制以及回避可能引发焦虑的情境。

### 临床范例：人格刻板

有一位乐于让他人开心的年轻男士，在与人交往时，他会把取悦别人当作自己的目标。以前他完全没有觉察到自己的这些人格特质，自然也不把它们当回事。但他成为律师后，有人告诉他在法庭上要更有气势。因此，这位年轻男士决定改变其行为。每次走进法庭前，他都告诉自己要表现得更有气势。然而，一旦在法庭上面对对手，这位年轻男士就会感到紧张。紧接着，他就会发现自己的行为依然既友善又温和，跟以前没什么两样。

### 高水平人格病症的结构性特征

本书中描述的心理病理和治疗模型源于科恩伯格的人格障碍理论，该理论的基础是心理动力学客体关系理论。科恩伯格的人格观侧重于心理"结构"。他认为，正常人格功能运作和人格病症的描述性特征只是表层内容，心理结构才是描述性特征的基础。在心理动力学文献中，心理结构被定义为持久、稳定的心理运作模式，它在特定的环境中会被重复激活。心理结构组织起了个体的行为、知觉和主观体验。

在科恩伯格的模型中，内在客体关系是最基本的心理结构。每一个内在客体关系（参见导言中"高水平人格病症的心理动力学疗法概览"一节）都包含了一个自体表征，它与另一人的表征形成互动并与某种特定的情绪状态相关联。科恩伯格提出，功能相似的内在客体关系会形成群集，然后被组织成更高阶的心理结构。科恩伯格特别重视身份认同①，他认为这是一种更高阶的心理结构，它既决定了个体的自体感，也决定了个体对重要他人的感受。科恩伯格对比了正常的身份认同和病理性身份构成（pathological identity formation）。在埃里克森的理论的基础上，科恩伯格把病理性身份构成视为**身份认同扩散**（identity diffusion）综合征。

在正常身份认同中，个体的内在客体关系被整合、组织起来，构成稳定、一致的自体感。在不同情境和情绪状态下，自体体验的不同方面会被灵活地激活。拥有正常身份认同时，个体对重要他人的体验也是比较整合、稳定的，能够把他人的不同方面整合起来，形成一致、"完整"的他人表征。相反，在身份认同扩散综合征中，个体的内在客体关系造成了不良后果：个体对自体和重要他人的感受的整合不良，只能在人际关系中零散地进行组织。从身份构成的角度看，这造成了一系列比较不一致、不稳定且相互冲突的自体体验，缺少整合、一致的"核心"自体感。当身份认同扩散时，个体对重要他人的体验同样是整合不良、碎片化、不稳定的。

科恩伯格基于病理结构的严重程度，把人格病症分成了两个主要的障碍群或

---

① "Identity"这一术语的译法尚未统一。在主流心理学中，埃里克森所说的"identity"的通行译法是"同一性"，但是，在精神分析文献中，"identity"的通行译法是"身份认同"。鉴于本书的精神分析性质，我们将"identity"统一翻译为"身份认同"。所以，"identity diffusion"也被译为身份认同扩散。——译者注

两种"人格组织水平"（levels of personality organization）。在较不严重的水平上，患者拥有正常的身份认同，表现出适应不良的人格刻板。在较严重的水平上，患者具有临床显著的病理性身份认同，表现出极端的、高度适应不良的人格刻板。

　　基于患者的主导性防御操作（dominant defensive operation）的性质以及现实检验力的稳定性，科恩伯格又进一步区分了具有正常（或稳固的）身份认同的患者和具有病理性身份认同的患者（参见表1-2）。总体来说，在较为健康的群组中，我们会看到以下述内容为背景的、适应不良的人格刻板：（1）正常的身份认同；（2）高水平的、基于压抑①的防御操作占主导；（3）完好的现实检验力。这些特征划分出了科恩伯格分类系统中的"神经症性人格组织水平"（neurotic level of personality organization，缩写为NPO）。在更严重的群组中，患者会表现出以下述内容为背景的、极其适应不良的人格刻板：（1）临床显著的病理性身份认同；（2）低水平的、基于分裂的防御操作占主导；（3）易变的现实检验力——基本现实检验力总体完好，但更细致的能力受损，难以准确地理解他人的内心状态。这些特征划分出了"边缘性人格组织水平"（borderline level of personality organization，缩写为BPO）。②

表 1-2　结构性诊断：人格组织的三种水平

| | 人格组织水平 | | |
| --- | --- | --- | --- |
| | 正常 | 神经症性 | 边缘性 |
| 身份认同 | 稳固的 | 稳固的 | 稳固性差 |
| 防御 | 成熟的防御占主导 | 基于压抑的防御占主导 | 基于分裂的防御占主导 |
| 刻板程度 | 适应能力灵活 | 刻板 | 严重刻板 |
| 现实检验力 | 完好且稳定 | 完好且稳定 | 基本完好，但在强烈情绪作用下会恶化 |
| | | | 准确理解他人内心体验的能力受损 |

---

① 在本章中，我们稍后会讨论防御操作的分类以及基于压抑的防御操作和基于分裂的防御操作在人格病症中的作用。
② 我们想明确区分 DSM-IV-TR 中的边缘型人格障碍（BPD）和边缘性人格组织水平（BPO）。BPD 是一种特殊的人格障碍，其诊断基于一组描述性特征。BPO 则是一种更广泛的类别，它基于结构性特征——特别是病理性身份构成。BPO 的诊断包括了 DSM-IV-TR 中的 BPD 以及所有其他严重的人格障碍。我们建议读者参阅图 1-1，以进一步明确 DSM-IV-TR 轴 II 中的诊断类别与人格组织水平之间的关系。

表 1-2 展示了科恩伯格对神经症性和边缘性人格组织水平的定义。这个表格看起来有些绝对化，但实际上，在应用中，科恩伯格的诊断系统提供了对人格病症的多维评估。在谱系最健康的一端是具有正常身份认同的个体，高水平防御占主导，现实检验力稳定；在谱系最严重的一端是那些具有严重病理性身份认同的个体，低水平防御占主导，现实检验力低且不稳定。在这二者之间，我们可以看到一系列的心理病症。这意味着，对科恩伯格提出的分类的最准确的理解是：它以病理性身份构成、防御操作和现实检验力为基础，描述了人格病症的连续谱系。因此，神经症性人格组织水平与边缘性人格组织水平之间的界限并不是绝对的，也有一些病理性身份认同十分轻微的患者表现出混合的特征。

我们已经说过，科恩伯格的分类系统基于客体关系病症的严重程度。其实，正如图 1-1 所示，该分类系统也可以与 DSM-IV-TR 结合，在二维空间里定位人格病症。我们所说的高水平人格病症既对应着科恩伯格的神经症性人格组织水平，也对应着位于 NPO 与 BPO 过渡带上的人格病症（例如，具有轻微病理性身份认同的患者，他们混合使用高水平防御和低水平防御）。大部分符合 DSM-IV-TR 诊断标准的人格障碍患者都属于科恩伯格所定义的边缘性人格组织水平。

## 临床情境下的身份认同

身份认同与对自体和重要他人的体验有关。当身份认同正常时，这些体验在时空上是连续的，个体也能够以一种复杂、细致、深入的方式理解他人的特点和内心体验。除此之外，正常的身份认同也与其他能力有关。例如，能够持续投入到职业、智力和娱乐的兴趣中，能够依据他人本身的价值观、看法、喜好和信念来"知晓其心理"。DPHP 针对的是那些身份认同比较稳固、表现出人格病症的患者。我们的心理治疗技术默认患者有基本的心理能力。这些能力与稳固的身份认同有关，但在具有临床显著的病理性身份认同的患者身上，这些能力可能受损。它们包括：承诺并投身于长期治疗的能力；在自体观察和自体反思方面发展较完善的能力；相对容易地建立、维持治疗关系的能力；领悟思维象征性（symbolic

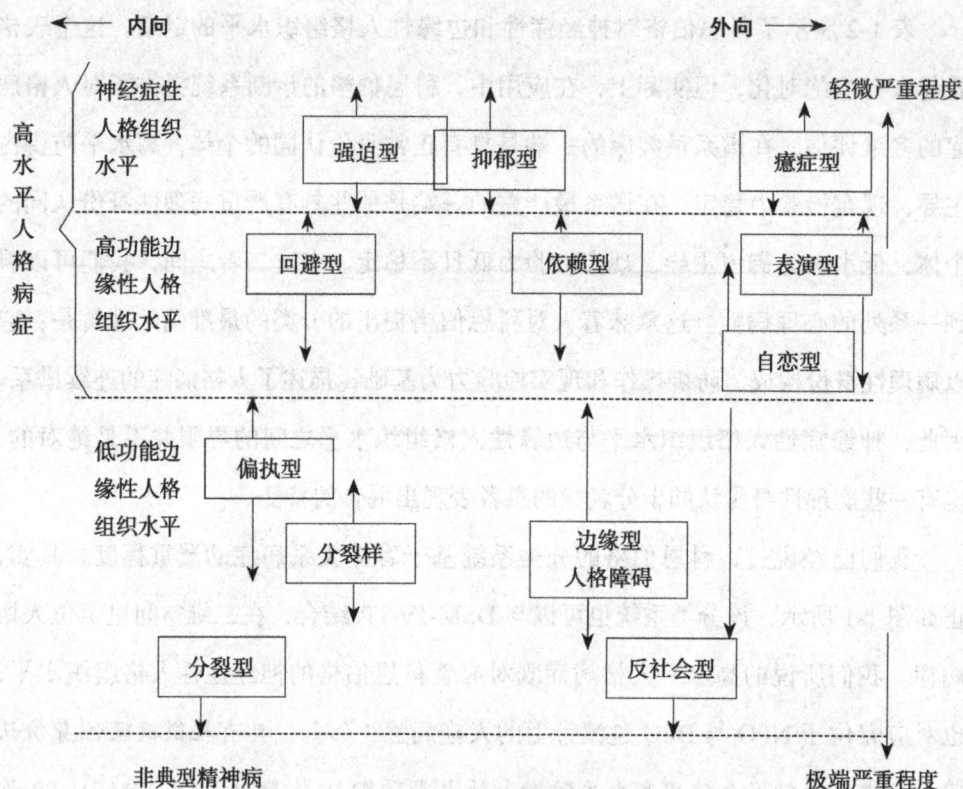

**图 1-1　人格组织水平与 DSM-IV-TR 轴 II 诊断**

严重程度始于轻微（图示的顶端），过渡到极端严重（图示的底端）。纵向的箭头表示 DSM-IV-TR 中每种人格障碍的严重范围。

nature of thought）的能力；足够的冲动控制能力。

　　具有临床显著的病理性身份认同的患者对自己和世界的各种体验是明显异质的。他们的自体感在时空上是碎片化的、不稳定的，对重要他人的体验也同样如此。个体对他人的主观体验往往分化程度低下、缺乏细节和深度、或多或少极端化（"黑与白"）和/或流于表面。个体的喜好、观点和价值观也互不一致，因为他们常常仿照环境中的其他人，所以当社会环境改变时，其喜好、观点和价值观便可能轻易地发生戏剧性的变化。具有病理性身份认同的个体常常不能准确地"阅读"他人，也可能无法巧妙、适当地回应细微的社交线索。身份认同极不稳固的个体，通常也缺乏对职业、智力和娱乐爱好的有意义投入。虽然病理性身份认同在 DSM-IV-TR 所定义的边缘型人格障碍中最明显，但所有严重的人格障碍其实都

存在一定程度的病理性身份认同。在临床环境下，病理性身份认同通常与以下情况
有关：治疗脱落率高；自体反思能力受损；难以维持治疗联盟；倾向于使用具象化
思维，可能产生短暂的现实检验力受损；倾向于冲动地见诸行动（acting out）。

## 人格刻板

　　高水平人格病症与正常人格属于同一连续体。在这两个群组内，我们都能看
到稳固的身份认同以及一致、稳定的现实检验力。但是，在正常人格中，我们看
到的是适应性的、灵活的人格功能运作，在高水平人格病症中，我们看到的却是
适应不良的人格刻板。

　　个体倾向于在特定环境中自动、重复地使用的独特的防御群集（constellation）
构成了人格特质的一部分。在正常人格中，我们会看到适应性的、灵活的功能运
作，这反映了"健康型"或"成熟型"防御操作的灵活性。而高水平人格病症的
特征——刻板则反映了主导性防御操作的不灵活性。除了那些灵活、适应性的防
御操作（它们是正常人格的特征），具有高水平人格病症的个体还会大量运用基于
压抑的、"神经症水平"的防御，辅助运用基于分裂的、"扭曲表象"的防御操作。
虽然这些个体有着稳固的身份认同，但是，他们使用的神经症性防御操作和扭曲
表象的防御操作是比较固定、不灵活的，这造成了高水平人格病症者的人格刻板。

　　在更严重的人格病症中（例如，科恩伯格所称的边缘性人格组织水平，包括
大多数位于 DSM-IV-TR 轴 II 中的人格障碍；参见表 1-1），我们看到的是以病理
性身份认同为背景的人格刻板，其特征是极度适应不良、自相矛盾、不稳定、社
交中常常不合适的行为模式和人格特质。

### 抑制型和反应型人格特质

　　在高水平人格病症中，适应不良的人格特质可能表现为抑制正常行为［抑制
型行为模式（inhibitory behavior pattern）］或者某些夸张的行为［反应型行为模式

（reactive behavior pattern）］，也有许多患者两者兼有。在**抑制型**人格特质的案例中，我们会看到某些行为模式的缺失，这些行为模式在特定情境下是符合预期的、恰当的。例如，如果个体的冲突与竞争性攻击有关，那么，不管在私人生活还是职业生活中，他都可能会选择一种整体被动的态度。如此，该个体在他人眼中便很可能是软弱、不可靠的，是那种即使被要求去做或自己想做都难以"开展行动"的人。在**反应型**人格特质的案例中，我们会看到某些行为模式的存在，这些行为模式在特定情境下并不一定合适。回到刚才的例子上，除了表现得被动，同样一个人也许会习惯性地需要控制所有事情，控制与自己有关联的所有人。该个体很可能会用大量的时间来担心和焦虑。当别人因其过度控制而疏远他时，他也许会一再感到惊讶。然而，即使他试图让步，还是会发现自己无法做到这一点。

我们可以将人格病症中的抑制型和反应型人格特质与正常人格中典型的**升华型**人格特质（sublimatory personality trait）作对比。在升华中，冲突性动机以一种适应、建设性、比较灵活的方式，被导入功能运作的无冲突区域。如果我们回到上面的例子，那么有正常人格的个体会习惯性地采取坚决、高效、强大的态度处理与竞争性攻击有关的冲突。该个体很可能受到他人的仰慕，被视为成功的、可以信赖的人士。此外，在某些不适合表现得自信满满的场合，拥有正常的人格的个体能够控制想将自信展现无遗的愿望，相应地调整自己的行为。

## 高水平人格病症中人格刻板的临床表现

高水平人格病症者的人格刻板，其表现是无法顺利适应内部和外部的焦虑源或冲突源（也称"应激源"）。在某些人身上，刻板会表现为难以"大事化小，小事化了"或"一笑置之"。当事情出了问题或偏离计划时，这些个体倾向于徒劳地过度思考。即便事情已成定局，他们也常常会继续思考那个问题或令他们失望的事，而难以"让它随风而去"或"留待以后解决"。这样的人经常需要"掌控"感，因此，在面对问题时，他们常常会责怪自己。也正因为如此，他们难以让事情顺其自然，或者难以放弃某些东西，抑或难以中途改变计划。

　　或者，更高水平的人格刻板也许会"微风般轻松地"忽略与痛苦情境或冲突性情境有关的不愉快情绪。这些痛苦的情绪以及激发痛苦情绪的环境于他们而言只是短暂的经历，然后他们便将其遗忘或者干脆完全忽视。这些人可能无法意识到自己对别人的影响，或者无法对这些影响负责。他们不会去反思问题，反而可能忘却问题的存在，或者将之合理化，从而认为问题不重要。在面对充满压力或冲突性的情境时，他们会坚称一切都好。

　　另一种常见的高水平人格病症的表现是，在性、亲密关系和职业成就上受到抑制。这些不够理想的运作区域往往造成个体的沮丧和失望。即使他们付出了最大的努力，也依然可能发现自己无力改变。抑制也许会表现为在冲突区域中扭曲的自体评价。例如，事业成就很高的患者可能仍然认为自己不够成功；或者，实际上十分吸引人的患者可能仍然认为自己没有魅力。总之，具有高水平人格病症的患者常常很难用他人的视角看待自己，总是对自己持有过度消极的或孩童般的观点，而不顾多年来外界相反的反馈。

## 临床范例：高水平人格病症中的人格刻板

　　有一位职业女性难以怀孕，她的冲突在于：是优先追求自己的需要，还是在财务顾问的工作上尽善尽美。虽然她曾多次承诺：即使工作再繁忙，她也会持续约见治疗不孕症的医生。但是，一旦就医时间与客户的需求发生冲突，她就会感到焦虑，除非取消和医生的会面。这位受到高度赞扬的职员总是尽自己所能将工作做到最好，她也无法想象自己不努力工作的样子。即便如此，她还是常常怀疑自己的表现，处于长期焦虑的状态，担心上司会认为她"游手好闲"。

　　另一位患者是某大型律师事务所的一名合伙人。当她面对私人生活中的困扰时，总是感到焦虑、不知所措。每当此时她会尝试让丈夫反复安慰她，告诉她一切都会好的，以此来处理焦虑。但这样做之后，她又觉得自己荒谬得像个孩子，但当她试着降低自己对安慰的需求时，她又感到十分不自在。即使有高度的职业成就，在私人生活里，她仍觉得自己几乎没有价值——用她的话来说就是"可有可无"——尽管她的丈夫和孩子们都很爱她，也经常公开表达对她的钦佩。

一名商业人士在接受一年的治疗后开始了他的第一次恋爱。他意识到，当他与女友之间的关系变得更加亲密时，他就会变得沮丧、焦虑。他能预料到这种情况的发生，却无法避免它。每当此时，他就会惊恐，担心他的女朋友会对他失去兴趣，或者会和其他男人交往。他在性交时的勃起困难又加重了这种恐惧。

具有高水平人格病症的患者会综合表现出上述某些行为、想法和情绪。在初诊中，患者通常会主诉其症状是焦虑或抑郁，称自己难以长期维持亲密关系，或者难以完全实现在工作上的潜能。也许，最常见的初期症状是：某人职业成功，拥有令人满意的友谊，却无法与伴侣维持长期的亲密关系。这些患者想结婚，却发现难以达成这一目标。在这一群组的患者中，同时具有性功能症状的情况也并不少见。

另一种常见症状是：患者在工作上表现得很好，却感觉有什么东西正把自己往回拖，或者在干扰他全力追求自己的抱负或充分实现自己的潜能。这一群组中的某些患者也许极其成功，却无法充分享受或"拥有"他们的成功。这些有职业相关问题的患者，有些还可能有性功能症状或在维持长期亲密关系上出现问题。

## 防御操作与人格刻板

防御是个体对内在或外在应激源或情绪冲突的自动心理反应。所有防御操作的功能都是改变主观体验，从而回避情绪困扰。虽然我们在此介绍了一系列典型的防御机制，但研究者普遍认为，个体可以采用无穷无尽的方法防御性地组织其内外体验。研究者同样普遍认同的是：防御可以被分组并按等级排列；在谱系的一端是最健康的防御，它们最灵活、最具适应性；在谱系的另一端是病理性的防御，它们十分不灵活、极度适应不良。在谱系最适应一端的防御，它们很少扭曲内在或外在现实，或者不扭曲现实。随着防御变得越来越刻板、越来越适应不良，它们扭曲现实的程度也越来越高。

如何以适应水平为基础，对防御进行分组和等级排列？对此，研究者们有相当多的共识。DSM-IV-TR 附录 B 中的防御功能运作量表就是这类共识的体现。科恩伯格提出了一种防御分类观，将防御分为三组：（1）成熟的防御；（2）以压抑为基础的防御或称"神经症性"防御；（3）以分裂为基础的防御或称"原始型"防御。这种分类在很多方面与研究人员[①]中现有的共识相一致，同时也着重强调了防御操作背后的心理机制（参见表 1-3）。

表 1-3　防御的分类

**成熟的防御**：健康的适应和应对

压制（Suppression）

预控（Anticipation）

利他主义

幽默

升华

**神经症性**（基于压抑的）**防御**：从意识中驱除内心体验中的冲突性方面

压抑

反向形成

神经症性投射

移置（Displacement）

情绪隔离

理智化

**扭曲表象的**（基于分裂的）**防御**：解离意识体验中的各个方面，以此回避冲突

分裂

原始型理想化

贬低

投射性认同

全能控制

原始型否认

---

① DSM-IV-TR 附录 B 中的防御功能运作量表将成熟的防御视为"高适应水平的"防御；将神经症性防御视为"心理抑制（折中形成）水平的"防御；基于分裂的或扭曲表象的防御，正如科恩伯格所定义的那样，被划分进 DSM-IV-TR 中"轻度扭曲表象水平的"和"重度扭曲表象水平的"防御。

成熟的或健康的防御涉及对内外现实最低程度的扭曲，并且与正常人格灵活、适应的功能运作有关。神经症水平的防御用来回避困扰的方法是压抑或从意识中驱除心理体验中的某些方面。这些方面是冲突性的，或者可能造成情绪不适。至于"原始的"或扭曲表象的防御，它们本身不从意识中驱除心理内容，而是分离意识中的某些心理内容或让这些内容之间保持距离。这些心理内容彼此之间相互冲突，或者当它们互相接近时会引发心理不适。

在高水平人格病症中，神经症水平的和扭曲表象的防御自动、固执地把某些内外体验从意识中分离出去，这一过程给人格运作带来了刻板。

## 成熟的防御：健康的适应和应对

成熟的防御是适应且灵活的应对机制，使个体能够在最小的情绪困扰下，处理激发焦虑的情境。成熟的防御不把冲突的任何方面从意识中驱除出去，也不让情绪生活中彼此冲突的各方面之间保持距离。成熟的防御允许激发焦虑的情境的所有方面进入主观觉知，处理方式也充分、完善，只带有少量的扭曲或没有扭曲。成熟的防御包括压制、预控、利他主义、幽默和升华等。**压制**是指有目的、适应性地搁置某种特定的想法或情绪，直到能够采取建设性行为。**预控**是指把事先的计划作为处理潜在压力情境的方法。**利他主义**是指通过帮助他人，获得替代性满足。**幽默**是指发现压力情境中有趣的方面，用它来减轻不适、制造与即时事件之间的有效距离。**升华**是指将冲突性动机建设性、创造性地导入功能运作的无冲突区域，它是正常适应的核心特征。

## 神经症性防御：从意识中驱除内心体验中的冲突性方面

神经症性防御在某种程度上都依靠压抑——主观体验的某些方面被从意识中分离出去，被禁止接近意识。在压抑的传统定义中，被压抑的对象是冲突性的思维或想法，但情绪可能仍留在意识中。因此，一个压抑着对配偶的愤怒的人，将不会记得他们的争执或自己为什么愤怒，反而可能会在下班回家的路上感到无法解释的易怒。在压抑的其他形式中，情绪可能被压抑，但想法依然处于意识中。有人也许会用高度理性的、控制情绪的方式来表达对配偶的不满，却没有觉察到自己有着与谈话内容相关的强烈情绪。更有甚者，情绪和思维可能都会被压抑，并被置换成防御性的行为模式。有人也许会自动、习惯性地克制自己表达对配偶的爱意，或者过度表达自己的爱意——在这两种情况下，他都没有察觉到自己对配偶怀有愤怒，或者对她怀有批评性的想法或感受。

尽管压抑型防御可能表现为多种形式，但所有神经症水平的防御都涉及从意识中压抑或驱除主观体验的某些方面。在传统的压抑中，被压抑的对象是想法，在情绪隔离中，被压抑的对象是情绪。理智化与隔离类似——个体压抑情绪，把意识集中在抽象的想法上。在反向形成中，情绪和想法都消失了，并被替换成其反面。在神经症性投射中，被压抑的对象是主体与其动机和感受之间的联系。在移置中，被压抑的对象是动机或感受与特定客体之间的联系。合理化则貌似合理地解释某些行为，从而支持了压抑，但其实这些行为有着无意识根源。

总体而言，通过压抑主体心理体验中的某些方面或阻止其进入觉知范围，神经症水平的防御都避免了不舒适的情绪，如焦虑、抑郁、羞愧、内疚和恐惧等。这些被压抑的方面是冲突性的，或者可能造成情绪不适。因此，神经症水平的防御改变了主体的内在现实，但它们通常不会严重扭曲主体对外在现实的感受。不过，神经症水平的防御会造成人格刻板，影响认知加工，导致对体验的细微扭曲，还可能引起不适或困扰，但它们通常不会导致严重异常的行为或破坏性行为。在心理治疗中，神经症水平的防御会表现为人格特质和特征型防御（character defense），也会表现为患者话语流动中无意的疏忽或中断。

## 扭曲表象的防御：解离意识体验中的各个方面，以此回避冲突

神经症水平的防御利用压抑，扭曲表象的防御则利用解离或"分裂"，回避心

理冲突和情绪困扰[①]。当我们使用术语**解离**（dissociation）和**分裂**（splitting）时，我们指的是一种心理过程。在此过程中，个体体验中彼此冲突的两个方面都被允许完全进入意识，但它们不会同时出现在同一个客体关系中。例如，一名女性，也许她在工作中是坚定而有力的，但在婚姻中她却十分顺从、被动。我们认为扭曲表象的防御的后果是，区隔或"分裂"彼此冲突的动机和自体体验的各个方面。因此，尽管在使用解离型防御时不存在被压抑的事物，但对于自体来说，可以避免同时体验到心理体验中彼此冲突的方面，个体也得以在此过程中回避冲突。

在心理动力学文献中，术语**解离**和**分裂**常或多或少被交替使用。当解离的对象是体验中的理想化方面和迫害性方面或充满爱意的方面和激发仇恨的方面时，作者们常使用分裂，而解离更常被用在分离自体体验中互相冲突的其他方面（如性动机和依赖动机）。

梅兰妮·克莱因（Melanie Klein）首次系统描述了基于分裂的防御，它们包括（除分裂本身外）理想化、贬低、投射性认同、全能控制和原始型否认。克莱因提出，对该防御操作群而言，一种核心特征占据优势地位，她将其称作"偏执分裂心位"。偏执分裂心位是心理发展和心理组织的一种水平。克莱因认为，这种水平是十分原始的，也是极严重的精神疾病患者的特点。因此，她将基于分裂的防御组称为**原始型防御**，这与基于压抑的、传统的神经症性防御截然不同。

克莱因的许多观点至今依然具有实用价值，也与严重人格障碍的理论研究和实证研究发展相一致。她对原始型防御的构想也是科恩伯格的边缘性人格组织水平构想的核心。然而，自克莱因做出最初贡献以来，越来越多的共识认为，尽管基于分裂的防御是较严重人格障碍的特点，但各种基于分裂的、解离型的防御在高水平人格病症中也会被使用。

---

[①] 我们想明确区分作为防御操作的解离和解离状态。作为防御操作的解离涉及当意识在某种程度上变窄的情况下，活现（enact）某些复杂的心理体验。解离状态包含了解离的防御操作，但它同时也涉及一种改变了的意识状态，而作为防御操作的解离并不涉及改变了的意识状态。

### 严重人格障碍中的分裂和解离

科恩伯格提出，分裂（他也将其称为**原始型解离**）是严重人格障碍患者运用的典型防御，这些患者倾向于区隔对自体和对他人的彼此冲突的体验。在该患者群中，分裂几乎总是与相互解离有关，这种相互解离针对体验中正面、理想化的部分和负面、迫害性的部分。这样，我们看到的后果是，客体关系被体验为要么"全好"，要么"全坏"——一边是充满爱意的、令人满足的、安全的，而另一边则是充满攻击的、令人沮丧的、骇人的。

**投射性认同**是指分裂个体把自己内心体验中的某些方面投射到另一个人身上。于是，自体中被投射的方面会被体验为对方的一部分。同时，在使用投射性认同时，个体也会和对方互动，引发被投射方与投射内容相一致的反应（也就是说，在投射性认同中，投射往往会变成现实）。**理想化**是分裂的一种形式，通过把他人看作全好的，以回避与负面感受有关的焦虑。通常紧随理想化之后的是其反面——**贬低**。在**全能控制**中，夸大自体（grandiose self）神奇地控制着被蔑视、被情绪上贬低的他人。**原始型否认**则持续忽视内外部世界中彼此矛盾或具有潜在威胁的方面，借此支持分裂。当使用原始型否认时，个体能在认知上觉察到威胁性的体验，但这种认识却无法唤起相应的情绪反应。

在严重人格障碍中，基于分裂的防御让个体形成了对自体和他人的某些体验，这些体验是极其两极化、不现实、浮于表面、高度情绪负荷（highly affectively charged）的。更严重的是，病理性身份认同背景下的基于分裂的防御是明显不稳定的，经常导致迅速的、极度混乱的体验切换，即切换对自体和他人的理想化体验和迫害性体验。借此，原始型防御公然扭曲了人际现实。原始型防御通常还带有行为上的表现，频繁造成严重人格障碍个体的破坏性行为。

### 高水平人格病症中的分裂和解离

在高水平人格病症及其治疗中，基于分裂和解离的防御也扮演着重要的角色。然而，与严重人格障碍的情况不同，高水平病理型人格者拥有稳固的身份认同和相对完善的自体感。我们现在讨论的是分裂和解离如何影响这类个体的心理体验。在这种情况下，最常见的现象是，个体从主导自体感中解离或分裂出冲突性动机和自体体验的冲突性方面。与严重人格障碍类似，在高水平病症中，否认同样支持着分裂和解离，个体否认意识体验中被解离方面的重要性，因为这些方面与其主要自体感互不相容。

　　与严重人格障碍相比，高水平人格病症中的分裂和解离不那么极端且更加稳定。它们通常不会导致严重人格障碍者具有的对内外部现实的极其两极化的、快速切换的、高情绪负荷的体验。因此，在高水平人格病症中，分裂和解离通常与"原始的"心理状态无关，而是涉及分隔心理体验中相互冲突的方面。它们也涉及某种或多或少的、微妙的解离，这种解离把冲突性动机从主导自体感中分离出来。具体来说，在高水平人格病症中，基于分裂的防御操作经常造成人格刻板，以及过度简化的、有些单一的体验形式。在这种情况下，个体不会同时体验到其动机与其自体的看法所产生的冲突。

### 临床范例：高水平人格病症中基于分裂的防御

　　　　在这里，我们举一个常见的例子描述在高水平人格病症中起作用的、基于分裂的防御。我们可以假想一位有性冲突的已婚男性。为了回避自己的性冲突，这名男性也许会使用基于压抑的防御。例如，他把自己的性欲投射到妻子身上，反而觉得自己缺少欲望是屈从于她的性需要。或者，他会使用基于解离的防御，将性方面的客体关系从柔情、依赖的客体关系中分裂出来。例如，也许只有在度假时，在远离家和孩子的宾馆里，这名男性才能享受与妻子的性关系。在家里，他却一直性无能。我们可以说，在该范例中，这名患者从他与妻子之间的依赖的家庭关系中解离出了他与她的性关系。或者，这名男性也许会把所有性行为都留给他的情人。他对情人没有感情，与妻子维持着充满爱意但无性的关系。更严重的是，他可能会否认他与情人之间关系的重要性，只把它"简单地"看作满足自己性癖好的方法，无关乎他与妻子的关系。

在该范例中，我们可以说，通过在不同关系背景下活现柔情和性欲，这名患者解离了这两者。不管这名男性是只在度假时和妻子有性关系，还是只和情人有性关系，在所有情况下，他都不得不回避内心中的种种焦虑、内疚、羞愧或恐惧等情绪，这些情绪涉及同一时间对同一个人有性动机和柔情动机。

## 无意识冲突

在心理动力学文献中，研究者们认为，适应不良的人格特质和心理症状反映了某种相互作用，这种相互作用存在于先天气质倾向和源自早年经历的无意识冲突中。从出生开始，与重要他人之间充满情绪的互动被气质因素浸染，然后被内化，形成内化的关系模式或内在客体关系。代表冲突区域的内化的关系模式被个体运用防御操作从觉知中排除，并从有意识的自体体验中分裂出去[1]。借此，防御可以保护个体免于觉察到内心中痛苦的或具有威胁性的方面，而代价却是产生了人格刻板（有时是症状）。最终，正是因为个体无法忍受对意识或无意识心理体验中某些特定方面的觉察，也无法接受这些方面，才导致了高水平人格病症的特征——刻板。

---

[1] 我们想申明一点，当我们说内在客体关系从主导自体感中分裂出去时，我们指的是，被分裂出去的不仅有个体自体感的各方面，也有他对周边世界体验的各个方面，个体借此来回避冲突和负面情绪。也就是说，自体体验与身份构成紧密相连，由某人对他人的表征和自体表征所决定。因此，当我们谈论主要自体体验时，我们既涵盖了个体对自己的看法，也涵盖了他对自己所生活的世界的看法，包括重要他人。例如，为应对涉及攻击性的冲突，某人可能把对自身愤怒感的觉察分裂出去（我不是一个敌对的人），并且／或者可能把对客体愤怒的觉察分裂出去（我爱的人对我没有敌意）。

## 冲突与结构

正如导言中描述的那样，无意识冲突是围绕着强大的愿望、需要和恐惧——它们被称为**冲突性动机**，或在经典精神分析的术语中被称为**冲动**——组织起来的，它们被阻止进入意识觉察范围，或被从主导自体感中解离出去，因为对个体来说，表达它们将会是痛苦的、威胁性的或不被道德允许的。除了冲突性的愿望、需要或恐惧，无意识冲突的构成还包括防御操作，它们被用于回避对冲突性动机的觉察，或者被用来避免冲突性动机的表达。痛苦的情绪——包括内疚、失落、焦虑、恐惧、抑郁和羞愧——与冲突性客体关系的活现有关，这些负面的情绪也会激发防御。

冲突性动机被体验为个体渴望的、需要的或害怕的关系表象，并被心理表征为高度情绪负荷的内化的关系模式或内在客体关系。它包含与一个他人表象互动的一个自体表象。通常情况下，心理冲突涉及的内在客体关系是充满性欲的、好表现的、充满爱意的、依赖的、侵略性的、竞争的、自我宣传的和施虐性的。活现这些高度情绪负荷的关系模式，会带来痛苦的情绪，所以与冲突性动机有关的客体关系要么被压抑，要么被解离。它们也不是个体主导自体感的一部分。

和冲突性动机一样，防御和焦虑也被体验并表征为内化的关系模式或内在客体关系。在临床上，我们看到的是：活现防御性关系模式可以阻止冲突性客体关系进入觉知范围，或者可以把它们从主导自体感中解离出去。例如，我们可以设想一名年轻女性，她表现出性抑制的症状，在亲密关系上也有问题。对于这名女性来说，性兴奋是冲突性动机，它与一个内化的关系模式相关联，这个内化的关系模式是：一个充满性魅力的女孩连接着一位兴奋的父亲形象。因为它在道德上是无法被接受的，所以这个性欲的客体关系会被压抑。压抑这个性欲的客体关系的过程更进一步会相应地激活一个防御性关系模式，并活现它——例如，一个性冷淡的女孩和一个养育型的父亲形象。这个防御性客体关系将被有意识地体验，也将成为患者主导自体感的一部分。患者把自己体验为性冷淡的女孩并与养育型的父亲形象连接在一起。这很可能会影响她的恋爱体验，以及在治疗早期影响她对治疗师的体验。

　　除了冲突性动机和防御，无意识冲突也包含另一种客体关系，这种客体关系预示了"危险"——冲突性动机的活现。个体预期的危险与负面情绪相关联，通常这些情绪有焦虑、内疚、失落、抑郁、恐惧或羞愧等。这些负面情绪的功能是推动防御。与无意识冲突有关的、推动防御的负面情绪群，有时被称为**信号情绪**（signal affects）；与冲突有关的"焦虑"，有时也被称为**防御的推动力**（motivation for defense）。虽然这听起来有些抽象，但在临床实践中，预期危险（即冲突性动机的表达）的情绪和关系模式可以很容易地被识别出来。

　　为了说明这一点，让我们回顾上面讲述的那位患者。她的冲突涉及被压抑的性欲。我们也许会发现，对该患者而言，推动防御的情绪是抑郁和失落。这些情绪关联着一个内在客体关系：一位不赞成的、拒绝的母亲和一个感到不被爱的年轻女孩。每当冲突性动机开始突破防御，即每当这名患者觉察到可能产生性兴奋时，她就会发现自己感到莫名的抑郁和孤独。这种情绪体验对应着一个被激活的内在关系模式，即一位拒绝的母亲和一个孤独的孩子。并不少见的是，对患者而言，只有情绪处于意识中。她一直无法察觉以下三者之间的关联：她的情绪状态、被压抑的性欲以及幻想中的被母亲般的形象拒绝。在治疗中，治疗师也许会观察到（如果患者自己没有发现），与陌生男性约会时，患者立刻产生了孤独、抑郁的感受。这些"信号情绪"可能会与产生性兴奋关联起来，也关联着某个被激活的令人痛苦的关系模式（在该关系模式中是一个拒绝的母亲形象）。

## 临床范例：无意识冲突

　　在治疗的初始阶段，一名患者对治疗师产生了理想化的看法，正如她对母亲和丈夫维持的理想化看法一样。这个内化的关系模式是一个被照顾得很好的孩子和一位充满爱意的照料者，它关联着一种温暖、放心、安全的情绪体验。患者意识中的体验有一种防御功能，可以保护她觉察不到自己在被照料时的另一种体验。随着治疗的进展，治疗中开始浮现出一个受伤的、被忽视的孩童与一个挑剔、自私、竞争性的母亲构成的表象，与之关联的是患者愤怒、害怕的感受。得知自己可以用这样的方式看待治疗师和现在的上司时，患者开始感觉到焦虑。她想起了很多孩童时与父母在一起的体验。在这些体验中，父母看起来挑剔或自私。

随着这些焦虑被修通，患者变得越来越能容忍自己觉察到她所依赖的人的负面部分。她开始逐渐认识到，她自己也有挑剔、竞争和自私的一面。这些情绪一开始针对的是自己的母亲，然后是上司，最后是治疗师。最初，当患者开始依稀觉察到自己的挑剔、竞争和自私感时，她发现自己感到焦虑和内疚。治疗师帮助她把这些情绪联系到她的自体表象上，即一名理所应当被挑剔、受到惩罚的坏孩子。随着这些焦虑被探索并修通，患者变得越来越能忍受原先无意识的自体表象——竞争、挑剔、自私。

这名患者的冲突涉及她自己的挑剔、竞争和自私。探索并修通这些冲突后，患者不再需要刻板地理想化照料者和掌权者，也不再需要竭尽全力回避自己的挑剔和竞争感。她的竞争意识变得更加明显，她也更能看到、更能容忍周围人身上自私、挑剔和竞争的方面。

## 客体关系和防御："分层"和"角色逆转"

虽然在第2章（"人格病症的内在客体关系、心理组织和主观体验"）中，我们会更详细地讨论内在客体关系和防御之间的关系，但在这里，我们仍然想简要谈论这一主题。刚刚提供的临床范例说明了活现内在客体关系能够起到防御作用的两种方式。第一种方式为，在这个范例中，患者意识上的主观体验——一个被充分照顾的孩子和一名充满爱意的照料者，支持了对忽视型养育关系的压抑。在传统术语中，我们也许会将此看作结合了分裂／理想化和压抑的过程。同时，在客体关系理论的文献中，我们可以根据客体关系的分层（layering）概念化该过程。这样，防御性客体关系的活现帮助压抑了位于其下的内在客体关系，这些客体关系更具威胁性，通常与冲突性动机的表达更密切。

第二种方式为，患者最初将他人体验为挑剔的、自私的、竞争的，这使她觉察不到自身的挑剔、自私和竞争。这一防御操作内嵌于单个的客体关系中，可以被描述为攻击冲动的投射。在客体关系理论的文献中，我们不仅可以依据投射，也可以依据角色逆转（role reversal）现象，概念化该防御过程。当角色逆转时，不被接纳的情绪和动机（在这个范例中是想要挑剔、竞争的攻击性愿望）可以表现在意识中，但却被从自体中解离而归于一个客体表征上，而患者则认同了自己此刻投射出去的冲动的客体。（在这个范例中，攻击冲动指向天真的、轻信别人的人。患者认同了天真的、轻信别人的被攻击的受害者，而没有把自己体验为怀有攻击冲动的人。）当我们在传统意义上描述神经症水平的投射时，我们会说，患者压抑了被投射的情绪、动机与对应的自体表征之间的关联。但在这里，我们想要补充的是，患者不仅使自己摆脱了特定的冲突性动机，同时也认同了其他动机（在这个范例中是天真地信任他人的动机）。

第 2 章

# 人格病症的内在客体关系、
# 心理组织和主观体验

在本章中，我们会讨论内在客体关系与人格病症之间的关系。正如我们在第 1 章（"心理动力学视角下的人格病症"）中讨论的那样，在高水平人格病症中，患者的身份认同是稳固的，内在客体关系和主要自体体验也比较整合、稳定。这一结构性组织对应着发展良好的自体反思能力以及对自体和重要他人相对现实的、稳定的体验。然而，在冲突区域，其内在客体关系则倾向于整合不良，自体和他人的冲突性表征被从患者的主要自体体验中分裂出去，且其自体反思能力常在某种程度上受损。

在本章中，我们会把以下两者联系起来：（1）冲突性客体关系相对不良的整合；（2）防御操作。同时，我们也会描述内在客体关系发挥防御作用的各种方式。高水平人格病症的心理动力学疗法（DPHP）专用于促进冲突性内在客体关系的整合——这一过程有时被称为**结构性改变**。我们会把内在客体关系的逐步协调、高水平人格病症中的结构性改变与修通"抑郁心位"（depressive position）的特有冲突联系在一起。随着抑郁性冲突被修通，双重心力①被容忍，我们会看到患者的内在客体关系整合度得到提高，人格刻板程度得以降低。

## 自体和他人的表征与人格刻板

在我们的模型中，无意识冲突和防御操作以内化关系模式的形式存在于心理生活中。我们已经说过，从结构的角度看，具有高水平人格病症的患者表现出的人格刻板是以稳固的身份认同为背景的。稳固的身份认同意味着患者整合了意识和前意识中的自体和客体表征，形成了对自体和重要他人的稳定、灵活的体验。然而与此同时，具有高水平人格病症的患者也有着自己的挣扎——在意识和前意识中，他们对自己和他人的体验有一些特定方面难以与其对自己和世界的整体感觉兼容。这些对自体和他人的冲突性体验，连同与之有关的情绪，都被从主要自体体验中分离出去。它们持续抵制改变、抵制环境的影响。患者运用防御操作将这些客体关系阻拦在意识觉察之外，这导致人格运作的刻板。另外，某些情境可以激活自体和他人的冲突性表征，这些情境会引发患者的焦虑。

### 人格病症中自体和他人的表征及主观体验

内在客体关系源自过去，却活跃在当下，影响着个体对内在和外在现实的体验。在具有高水平人格病症的患者中，最接近意识的内在客体关系是相对复杂的，其整合度高，分化充分。虽然被激活的特定内在客体关系时刻决定着患者的主观经验，但在日常生活中，客观外在现实与患者的主观体验之间通常会有一个较好

---

① Ambivalence 通常被翻译为"矛盾情感"或"两价性"，但都不是很贴切。从词源的角度来说，ambivalent 的构成是 ambi + valent，ambi 意指"两个"，valent 来自于拉丁文的 valentia，也即 strength，而不是"化合价"。ambivalent 的字面意思是"两种力量的"。ambivalence 为 ambivalent 的同根名词形式。当精神分析文献使用 ambivalence 这个词时，不单指情感的矛盾状态，有时也会指两种驱力同时贯注在同一客体上，所以我们决定将 ambivalence 翻译为"双重心力"。——译者注

的"适应点"。因此，在高水平人格病症患者身上，只存在对外在现实的有限扭曲。同时，他们也能比较熟练、准确地感知他人的内心体验（即共情）。

然而，在冲突区域，高水平人格病症患者的内在世界是比较刻板、固执的。防御性需求会浸染并在一定程度上扭曲其对外在现实的体验。因此，与患者在非冲突区域的体验相比，在冲突区域，患者的内在体验更不贴近外在现实，也更不灵活。另外，与患者通常的整合水平相比，在冲突区域，患者对自体和他人的内在表征整合度较低、分化较低，且更加极端。与这些表征相关联的情绪通常也会更强烈、更具有威胁性。

总而言之，在具有高水平人格病症的患者中，冲突性内在客体关系的活现常会微妙地扭曲患者对自己、世界和他人的体验。DPHP专用于促使这类冲突性自体和客体表征浮现在意识之中。在治疗过程中，冲突性客体关系会被激活，也会活现在患者当前的关系中（包括与治疗师的关系）。这些现象是我们了解患者内心世界的主要途径。

我们可以对比一下高水平人格病症患者与严重人格病症患者的心理组织。严重的人格病症患者的身份认同是不够稳固的，其自体和他人的表征也是不稳定的，且整合度低、较极端。这种内部状态是严重人格障碍的典型特征。它长期、严重扭曲了个体对自体和他人的体验。在高水平人格病症中，较原始或极端的客体关系是被压抑的；而在严重的人格病症中，它们则是被解离的，所以仍能充分进入意识之中。在严重人格障碍患者的治疗中，这些内在客体关系的激活可能迅速扭曲患者与治疗师之间的关系。DPHP可以通过诠释和涵容，促使被解离的自体和客体表征互相整合，同时涵容见诸行动。

## 自体反思与人格病症

高水平人格病症患者通常拥有发展较好的自体反思能力。因此，当高水平人格病症患者活现特定的内在客体关系时，他通常会意识到自己正在这样做。这是因为具有高水平人格病症的个体拥有有组织的自体感和稳固的身份认同。它们以观察者或内在"第三方"的形式发挥作用，使个体观察到冲突性客体关系的激活。在治疗会谈中，治疗师交谈的（实质上是合作的）对象正是患者的观察性自体。治疗师以帮助患者为目的，持续观察患者。在患者的观察性自体与治疗师之间，形成了一种联盟。

相反，严重人格病症患者的自体反思能力通常比较有限，特别是在强烈情绪状态下。当某种特定的客体关系被激活时，个体经常会立刻彻底地卷入其中而活现这种二元客体关系。个体的主观体验会缺少自体观察，或者说缺少与自体觉知有关的"三元"性质。所以，严重人格病症患者难以对其在移情中体验到的治疗师和那个帮助他、观察他的治疗师加以区分。这一点在高度情绪负荷状态下尤其明显。因此，与具有高水平人格病症的患者相比，严重人格病症的患者与治疗师之间的联盟将会更脆弱、更不稳定。

尽管高水平人格病症患者总体上能够进行自体反思，但他们在冲突区域的自体反思能力较弱。也就是说，当冲突被激活、情绪变得强烈时，他们的思维会变得更加具象化，体验也会变得更加紧迫。随着思维变得越发具象化，患者理解心理表征的象征性质且反思它们的能力会受到损害[1]。在治疗中，当无意识冲突被激活时，观察中的治疗师将会加入患者变弱的观察性自体中，推动患者进行自体观察和自体反思。上述过程在每次会谈与治疗的进程中反复出现会帮助患者发展出更好的自体反思能力，即使患者正在面对焦虑和无意识冲突。在治疗过程中，随着冲突被修通，患者的自体反思能力会加强，其自体探索也会更少依赖治疗师的推动。

### 临床范例：自体反思能力增强

一名研究员前来接受治疗，其主诉为与自尊有关的问题。虽然就其内在世界的许多方面而言，他都完全有能力进行自体反思，但是，

---

[1] 理解心理表征的象征性质，意味着认识到思维象征着事物，而不是把它们体验为事物。例如，对某只狗的思维对应着这只狗，但并不等同于这只狗本身。

当谈到其自卑和残缺感时，他的思维会变得更加具象化。与他对自己的态度一样，在治疗早期，这名男性私下认定自己是治疗师遇到过的"最差的患者"。事实上，他太过确信这一点，以至于犹豫了好几个月，才把自己的担忧告诉治疗师。虽然他能够明白这可能不是真的，但与此同时他又十分相信，自己一定是该治疗师所有患者中最难被治愈的。随着时间的推移，治疗师请患者探索他这样看待自己的意义，而不是仅仅作为客观现实来接受这种看法。随着患者与自尊有关的冲突被修通，他不再认为自己是治疗师遇到过的"最差的患者"。

然而，几个月后，患者发现自己再次出现了相同的体验。这时，与治疗刚开始时相比，他采取了不同的态度来看待自己的自责。现在，他能够维持这样的认识：他思考和感受到的东西，只反映了他当前的心理状态，而非客观现实。也就是说，他正在体验一种特定的自体表征，该表征是在特定时刻、由于特定原因而被激活的。这使他能够反思思维的意义，而不是像以前那样把思维体验成一种具体现实。

## 人格病症的发展史和心理治疗

心理治疗过程中所激活的内在客体关系与患者成长史之间具有复杂的关联。高水平人格病症患者会呈现出一系列意识层面、前意识层面和无意识层面的自体表征，其关联着父母，也关联着过去的和现在的重要他人，而且它们会在治疗过程中被激活。这些表征通常是一致、可信的，尤其是在治疗早期。在这一点上其与严重人格病症患者形成鲜明对比，后者通常呈现出不稳定、极端化、幻想性质的自体和客体表征。

然而，在治疗高水平人格病症患者时，重要的是，治疗师需要明白，患者在意识层面上对他与早期照料者和重要他人的关系的看法，与确定的、有史可依的、针对外在现实的反应可能并不一致。相反，这些关系的表象应当被视为一种构造产物，是记忆（会被发展阶段影响）、幻想和防御的折中，同时也受到当前环境的影响。另外，我们认为，患者目前与他人（包括治疗过程中的治疗师）的关系、对他人的体验，也同样是复杂、不固定的构造产物。在治疗过程中，患者会体验到这些关系的各种表象，有些充满爱意，有些满载仇恨，有些呈现为性欲，有些具有养育性的特点，有些相对成熟，还有些看起来则更原始或像孩童一般。

### 人格病症中的客体关系和主观体验

总而言之，以下二者决定了个体对内在和外在世界的主观体验：（1）防御操作的刻板程度或灵活程度；（2）内在客体关系的整合程度和整合质量。内在环境和外在环境激活了各种各样的客体关系，拥有正常的人格的个体能够自由地体验它们；而高水平人格病症的个体则必须刻板地防御与冲突区域有关的、对自体和他人在意识层面或无意识层面的体验。为达成这一点，患者必须维持一种状态，自体和客体的冲突性部分在其中要么被压抑，要么被解离，而且不属于其主要体验的一部分。有些情境会激活这些被拒之门外的客体关系，导致焦虑以及对内在和外在现实的防御性扭曲。

在 DPHP 中，我们会在治疗设置下分析阻抗，以激活冲突性内在客体关系。这可以让患者和治疗师有机会接近患者无意识中对自体和他人的体验，以及与之有关的防御操作。

## 人格病症中的内在客体关系和防御操作

我们的心理治疗技术是在治疗设置的框架下，集中分析此时此刻被激活的内在客体关系。这是因为，患者目前在生活中遭遇的、治疗设置中呈现的冲突性情境会激活患者的内在客体关系。这些内在客体关系为我们提供了接触患者内在世界并最终抵达其无意识生活的途径。患者的内在客体关系会逐渐活跃在其目前的关系中，包括其与治疗师之间的关系。随着内在客体关系逐渐活跃，位于人格刻板背后的冲突性动机、防御和焦虑以及与之有关的症状都将浮出水面。

正如我们所说，在无意识冲突中，防御和冲突性动机二者都表现为内化的关系模式，个体也将其体验为内化的关系模式。二者都关联着个体对自己所渴望或害怕的关系的某些无意识幻想。起防御作用的自体和他人的表征比较容易接近意识。然而，与冲突性动机的表达有关的客体关系则是整合不良、高度情绪负荷的，故会被压抑或解离。

在治疗过程中，我们希望首先探索被防御性激活的关系模式，然后逐渐过渡到深层的、更有冲突性的客体关系，以便揭示、修通核心冲突。随着患者和治疗师开始了解某内在客体关系的表达功能和防御功能，之前被防御的、内化的关系模式将会浮出水面。借此，随着治疗的进展，患者和治疗师对患者表现出的困难和焦虑便会形成越来越多的、复合的、深刻的理解。

活现某一特定客体关系能以多种方式发挥防御功能。第一，活现防御性内在客体关系能够帮助压抑其他冲突性更强的内在客体关系，后者更接近冲突性动机的直接表达。这正是我们在**单纯的压抑**中看到的。第二，活现任何内在客体关系都能起到折中形成（compromise formation）的作用，足以把不被接纳的动机归于一个客体表征，同时把该动机从相应的自体表征中分裂出去。这就是我们**在神经症性投射**中看到的。第三，活现某一冲突性客体关系能够发挥防御功能，使该客体关系的活现很少被整合进主导自体体验中。这便是我们在**分裂或解离**中看到的。

我们刚刚概述的三种防御过程都涉及从自体中隔离出冲突性动机。同时，它们也涉及从其他动机中隔离或分开冲突性动机（冲突性动机与其他动机相互冲突）。DPHP 聚焦于冲突性动机与自体体验之间的关系，这反映在 DPHP 的治疗**目标**中。DPHP 也聚焦于冲突性动机与冲突较少的其他动机之间的关系，这既反映在 DPHP 的策略和技巧中，也反映在治疗如何起作用的潜在模型中。下面我们会详细讲述这些内容。

## 压抑：内在客体关系的分层

活现接近意识的内在客体关系可以发挥防御作用，防止个体觉察到或活现其他更具威胁性的内在客体关系。这一过程是单纯压抑的例子。压抑可以被看成是内在客体关系的"分层"。我们用分层指代一种动力性情况——位于或接近于意识表面的内在客体关系防范着底层无意识心理内容的激活。防御性动机和不被接纳的动机二者都被表征为内在客体关系（内在客体关系关联着个体对自己所渴望或害怕的关系的某些无意识幻想）。因此，当患者用压抑防御无意识冲突时，我们可以观察到的行为便反映了防御性客体关系的活现。活现这些防御性客体关系能够持续压抑冲突性内在客体关系，后者与冲突性愿望、需要和恐惧的表达有更紧密的联系。

### 临床范例：内在客体关系分层

假设有一位年轻男士，他习惯性地渴望取悦别人。这位男士活现的内化关系模式便是与体贴的父母相关的取悦他人的孩童自体。这一内在客体关系，被自发地、习惯性地激活，从而避免个体觉察到对自己和他人的其他更具有威胁性（冲突性）、更接近冲突性动机表达的看法。例如，活现该内在客体关系（取悦他人的、孩童般的自体和体贴的父母），也许可以防御另一种包含愤怒的孩童和一名施虐的父／母亲的内在客体关系的激活。同时，激活上述的整个冲突（既包括防御性也包括冲动性），最终也能够防止激活其他冲突。例如，如果这位男士正处于治疗中，我们最终可能会发现，他对愤怒、施虐的焦虑防御着他的性冲突。这种冲突也许被体验为"一位性诱惑的父／母亲和一个过度兴奋的孩童自体"的关系。

### 投射支持压抑：角色逆转与内在客体关系

活现内在客体关系也可以用另一种方法来支持压抑：把不被接纳的动机归于

某个客体表征，同时压抑这些动机与自体之间的关联。这一防御操作有别于单纯的压抑（即我们所谓的分层）。在单纯的压抑中，个体把冲突性动机从意识中完全驱逐出去。然而，在角色逆转中，个体没有从意识中完全驱逐冲突性动机，而是从有意识自体体验中驱逐了冲突性动机。

这一过程包括了**投射**和**压抑**：投射——把冲突性动机从自体体验中分裂或解离出去并将其归于客体；压抑——主体压抑了对自体与不被接纳的冲动之间的关联的所有觉察。事实是，患者分裂了互相冲突的动机，把冲突性较强的动机归于客体表征，同时认同冲突较弱的动机。当这一客体关系被活现时，患者将会体验到自身的、被投射出去的冲动是从客体指向自己的，同时，患者在意识中呈现出被分裂的客体表征所持的态度。在患者的体验中，冲突性动机来自客体并直接指向自己，同时，患者又在意识中认同了客体，因此，该防御操作可以被概念化成角色逆转的一种形式。在这里，投射可以与投射性认同形成对比：当个体使用投射时，客体内心对被投射的冲动既没有情绪觉察，也没有对被投射的冲动的无意识感应。

## 临床范例：角色逆转

让我们设想一名年轻女性，她习惯性地活现某个内在客体关系。这个内在客体关系包含一个天真无邪、充满爱意、无性欲的自体和一个有性欲、性感的客体。在该客体关系中，所有的性欲和诱惑都被归于客体表征。同时，自体表征与这些冲动没有任何关联。这名年轻女性意识中的自体体验充满爱意，在性方面天真无邪。她也许还会感到自己处于孩童般的位置上。这种自体体验起着防御其觉察到自身性欲感的作用。

我们可以看到，虽然患者把这些性欲从充满爱意、天真无邪的自体中完全解离出来，同时又将其体验成来自客体，但是该客体关系中仍然表达着患者的性兴趣和希望变得性感的愿望。因此，我们可以借

> 助以下两个方面来看待这个内在客体关系：它既秘密表达着，也防御
> 着患者自身的性欲冲动和性诱惑冲动（这就是术语折中形成的意思）。
> 虽然这位年轻女性无法把自己的性欲从觉知范围中彻底驱逐出去，但
> 她依然完全认识不到自己与其之间的关联。

在治疗开始阶段，具有高水平人格刻板的患者会主要认同于某特定内化关系模式的某一端。如果治疗成功，在治疗接近尾声时，患者会开始容忍自己觉察到自己对关系的两端都有认同。例如，在刚才的临床范例中，一开始，患者认同了天真无邪、充满爱意的、孩童般的自体表征；在治疗过程中，她开始容忍自己觉察到自己同时也认同性欲的、性诱惑的自体；自此，在这个更能容忍的状态之后，她开始能够观察自己对客体关系两端的认同，以及这些认同发挥的防御作用。从本质上说，认同天真无邪、充满爱意的孩童防御了与性有关的焦虑，而认同充满性欲的形象则防御了与脆弱和爱有关的焦虑。

患者也许会发现，认同某端会激发更多的焦虑。认同另一端时，则与此相反。在治疗过程中，我们将看到，患者对关系两端的分别认同会浮现在意识中，虽然这不一定会立即出现。随着种种认同浮现出来并得到修通，患者将能够自由地拥有更多样、更灵活的自体体验。例如，那位外表单纯的患者可以自由享受自己的性欲冲动，不再需要把脆弱和爱从性欲中分离出来。同时，她也可以极大地提升自己的能力，让自己能够体验性爱、享受性爱。

## 从投射到整合

我们刚刚讲述的防御操作，通常被概念化为投射的一种形式。在上述范例中，不被接纳的性需要、性愿望以及与性欲动机相关联的自体方面被从自体体验中分裂出来，投射到一个客体身上。以这种方式解析投射时，重点在于患者投射的内容。然而，我们的临床经验表明，在通常情况下，当使用这种防御策略时，个体不仅会投射不被接纳的动机以及与之有关的情绪状态，还会**分隔**彼此冲突的不同

动机群。事实上，我们想说的是，在投射中，我们不仅会看到个体把冲突性动机归于客体，也会看到在同一个客体关系中，个体分隔了两组动机，其中一组动机是冲突性的。

让我们回到刚才的范例上。我们也许可以这样描述患者：她不能接纳自己的性愿望。因此，她需要驱逐它们。但是，我们认为，这种描述不能充分反映患者的问题。相反，更完整的描述还应当包括以下内容：患者难以整合性需要、性关系和依赖需要、依赖关系；患者的防御策略不仅让她摆脱了不被接纳的性动机，还确保了性动机与依赖需要之间彼此分隔。起初，这名年轻女性把浪漫关系中内含的所有依赖需要都留在自己的内部，而客体则涵容了所有性需要。她完全摆脱了性欲，但他（客体）却完全没有依赖需要。

我们认为，在客体关系理论框架下的文献中，我们应当更少地考虑投射，更多地思考在单个客体关系中，彼此冲突的动机是如何被分隔或隔离的。这种观点符合临床经验——随着防御的刻板程度逐渐减轻，在临床中，我们可以观察到与此对应的各种现象。通常情况下，首先我们会看到角色逆转——从一个天真无邪的患者和一个充满性欲的客体，转换到一个充满性欲的患者**关联着**一个天真无邪的客体。也就是说，此时患者虽然能更好地容忍自己觉察到自身的性需要，但这种觉察是不安全的，除非她一直分隔开性欲和依赖需要。治疗师要修通患者对分裂开的两端（性欲一端和依赖一端）的分别认同，修通其用其中一种认同防御另一种认同，或者用该认同防御焦虑的方式（这里的焦虑源于同时体验到彼此冲突的两组动机），患者的整合度才能提高，人格刻板程度才能减轻。

如果这名患者想不再抑制性欲和浪漫，那么她不仅需要容忍自己觉察到自己的性欲，还需要不再分离性欲动机和依赖动机并将二者予以整合。上述转变会表现为一种内在客体关系，即一个充满爱、依赖、性欲的自体关联着一个充满爱、性欲的客体。如果患者开始容忍与俄狄浦斯冲突有关的幻想和焦虑，则说明患者正在以上述方式整合性欲冲动和依赖冲动。

## 高水平人格病症中的分裂和解离

在面对无意识冲突时，除了使用基于压抑的防御，具有高水平人格病症的患者也会使用基于解离或分裂的防御。分裂和解离在某种程度上类似于投射——个体分离相互冲突的动机以及与各动机相连的、自体体验的各个方面。然而，投射的概念化涉及在单个客体关系中分隔各种动机，而基于分裂的防御则涉及在不同客体关系之间分隔彼此冲突的动机。投射涉及压抑某种冲动与自体之间的关联以及两种冲动之间的关联。分裂和解离不涉及压抑，也无须完全割断冲突性动机与自体之间的关联。

在高水平人格病症中，分裂和解离涉及分离相互冲突的两个动机，把各个动机联系到客体关系的不同组上，确保被解离的客体关系之间没有关联。与投射不同，在分裂和解离中，不存在被压抑的心理内容——两组客体关系都能被有意识地体验到。在临床上，我们可以看到，虽然冲突性动机被有意识地体验并活现，但与此同时，它们又从其他动机和自体体验的其他方面分裂出来，因其与后两者相互冲突。上述过程既避免了心理危险（与整合相互冲突的动机有关），同时又保证了冲突性动机的表达不会被完全整合进自体体验中。患者往往从攻击中解离依赖，从性欲中解离爱和／或依赖，从爱和柔情中解离攻击。

### 临床范例：高水平人格病症中的分裂和解离

让我们回顾一下那位年轻女性的临床范例，以此解释在高水平人格病症中，解离和分裂如何影响个体的内心体验和外部功能运作。那位年轻女性的冲突涉及她自身的色欲。初次谈论这名患者时，我们解释了投射的作用——她将自己体验成一个充满爱和依赖、没有性欲的人，关联着一个没有依赖需要的、充满性欲的人。相应地，在应对性冲突时，如果这名患者主要运用的是分裂而非投射，我们便会看到两组客体关系：在第一组客体关系中，她活现了爱与依赖的需要和渴望，

> 摆脱了色欲；在被分离出去的另一组客体关系中，她活现了性兴奋和诱惑力。在外部生活中，患者也许可以满足自己的性欲，但她满足性欲的前提条件是，能够一直将依赖性客体关系和色欲的客体关系分离。

# 俄狄浦斯冲突

我们前面已经讨论了人格病症的描述性特征和结构性特征，现在我们将转向心理动力学。在使用术语**心理动力学**或谈论某位患者的"动力"时，我们强调的是冲突的性质及其发展性起源，这些冲突与患者的人格病症有关。具有高水平人格病症的患者有其常见的核心心理冲突。我们可以依据两种主要的焦虑种类来概念化这些核心心理冲突。第一组冲突的概念化可以基于二元客体关系，这类冲突是围绕着恐惧组织起来的——患者害怕自己变得脆弱，害怕依赖他人、信任他人；第二组冲突的概念化可以基于三元客体关系，这类冲突虽然也是围绕着恐惧组织起来的，但这里的恐惧通常涉及与某人的竞争，从而占有双方都渴望的某物或某人。三元客体关系及其冲突通常与俄狄浦斯动力有关。

## 三元冲突与俄狄浦斯情结

俄狄浦斯发展阶段和冲突的标志是：它是三元的——自体与其爱的、渴望的或需要的人之间的关系，在心理上，被紧密地与第三方连接在一起。三元客体关系的原型是孩童与双亲之间的关系。要在发展上跨越俄狄浦斯状态，个体必须学会接受我们爱的、需要的人与其他人有关联，而他们的关系中不包括我们。个体能否理解并努力克服这一困境，取决于其是否认识到，自己的自体是带有主观性的，他人与这个自体是分离的、不受个体自己控制的。同样，个体也要认识到第三方的存在。这些特征标志着相对成熟的心理和认知发展水平，而且通常与自体观察能力和自体反思能力有关。

在俄狄浦斯冲突中，性、依赖、竞争、攻击的愿望、需要和恐惧连接着孩童时期的幻想。个体幻想破坏父母的关系，独占父母中一人或两人的注意，排挤、战胜父母中的一人和／或其他家庭成员。因此，性、依赖、竞争、攻击的需要和愿望，以及它们连接着的幻想，处在彼此冲突的状态中。某些客体关系与性动机、依赖动机或攻击动机的表达有关，活现这些客体关系会导致内疚感、丧失感，也会让个体幻想令他害怕的报复。

例如，对于一个处于俄狄浦斯期的女孩来说，她幻想占有自己的父亲、把父亲当成自己独有的、爱的客体，也会涉及取代、战胜，甚至可能是杀死母亲的幻想。当这个女孩面对自己的敌意时，她在一定程度上还保持着母亲的正性表象。她想满足自己的性冲动、施虐冲动，满足自己想独占父亲的竞争性、自恋性欲望，但这与她对母亲的爱、对母亲的依赖、对母亲会报复自己的恐惧相冲突。

在成年人身上，这一冲突可能仍然没有得到解决，而是被埋藏了起来。与俄狄浦斯冲突相关的情况，尤其是性亲密和竞争性斗争，会激发个体的焦虑、内疚和恐惧感。儿童期的乱伦胜利幻想会激发个体的内疚感，而性爱则无意识地关联着这些幻想。正是因为这个原因，具有明显俄狄浦斯冲突的患者才会难以整合柔情、爱和强烈的性欲。

## 二元冲突与依赖

虽然三元冲突常常被证明是高水平人格病症患者的核心动力，但这些患者也会带着二元冲突前来治疗。三元冲突是因为我们依赖他人，但也知道他人有自己的需求，他们与其他人之间还有着把我们排除在外的关系。与此相对，二元冲突通常只涉及依赖本身的起起伏伏，并不在意第三方。二元关系的原型是幼年时孩童与照料者之间的互动，尤其是在这类关系中，孩童的满足和挫折体验。二元冲突的组织方式与个体建立信任、依赖关系的能力有关。有时，二元冲突被概念化为"前俄狄浦斯的"——意指孩童关联着作为照料者的父／母亲，而不是关联着父母双亲。

在三元冲突中，满足意味着把某物从同样希望得到它的人那里抢走，挫折、剥夺则被体验为其他人得到了"我想要的东西"。与此相反，在二元冲突中，满足被体验为"某人总会给我我想要的东西"，我也从他那里得到了"我想要的东西"；挫折、剥夺则被体验为"某人不想给我我想要的东西"，我从他那里没有得到"我想要的东西"。因为二元冲突没有三元性质，所以，在二元冲突中，所有的爱都因被满足而起，也表现为满足，所有的暴怒则均由挫折激发，而且所有的爱和暴怒都聚焦于单个客体。在个体的主观体验中，该客体需要对双方互动时发生的一切负全部责任。例如，从幼龄女孩与母亲的经历中，生成了一位被女孩爱着的母亲表征，她哺育、保护着孩子，但同时也生成了一名与此相反的、不可信赖或心不在焉的母亲表征，她造成了挫折和嫉妒。

二元冲突和三元冲突通常凝缩在一起，相互对抗。与依赖、信任有关的冲突使个体很难成功跨越三元冲突和俄狄浦斯情境；同时，个体在体验某个情境时，可以采取二元需要和冲突的形式，以此回避与竞争和性欲有关的、俄狄浦斯水平的三元焦虑。因此，虽然通常而言，DPHP 的动力学焦点主要是三元冲突，但是，未得到解决的、与依赖有关的冲突也可能会在治疗的任何阶段成为焦点。在治疗中，激活二元客体关系，有时会被防御性地用来回避俄狄浦斯水平的冲突。与此类似，在治疗中激活俄狄浦斯水平的内容，有时也会被用来防御关于依赖和信任的、二元冲突的浮现。

## 抑郁心位

西格蒙德·弗洛伊德提出了俄狄浦斯情结这一概念，该概念最终成为其心理冲突及病理理论的基石。克莱因把俄狄浦斯情结整合进其**抑郁心位**的概念中，使我们进一步理解了俄狄浦斯水平冲突中的三元冲突。处于抑郁心位时，主体开始容忍双重心力，从而察觉到指向和来自所爱客体的敌意。个体觉察到双重心力首先会导致自己抑郁、痛苦、失落、内疚和懊悔，也会使其希望予以修复。最终，随着个体开始能够容忍对丧失自体和客体的理想表象的情绪觉察，他便会为自己在幻想中对客体造成的伤害承担责任并为之哀悼。

　　修通抑郁性焦虑使个体能够对自己的破坏冲动、攻击冲动和性冲动负责。同时，能够容忍自己觉察到的其他人身上的这些冲动；能够建立起成熟的依赖关系；能够爱他人、关心他人，将他人体验为独立存在的、多元的人。进一步而言，将他人体验为独立存在的能力与象征性思维能力是紧密相连的。

　　克莱因对比了抑郁心位和更"原始"的**偏执分裂心位**（paranoid schizoid position）。当处于偏执分裂心位时，个体无法容忍双重心力，分裂占据主导地位，正向的、充满爱的客体关系与负向的、充满攻击的客体关系彼此分离。抑郁心位的核心焦虑与内疚感有关。个体所内疚的是，自己可能是充满破坏性的，或者可能会伤害他人。在偏执分裂心位的焦虑中，个体将破坏和伤害体验为是指向自己的，而非源于自身的。偏执分裂心位的焦虑与害怕被毁灭有关。当个体位于偏执分裂心位时，其自我边界（ego boundary）相对不清晰，客体是被控制的，思维是具象的、全能的。

　　偏执分裂心位和抑郁心位的当代观点强调，这两种心位是心理体验的两种组织方式。它们被概念化为两类不同的心理状态，或多或少处于稳定的动态平衡中，而且存在于我们每个人的内心。每种心位都关联着它特有的焦虑和防御操作组。另外，这两种心位意味着心理结构的不同整合程度——在偏执分裂心位中，占主导的是整合度极低的心理结构，以及被分裂的或"部分"客体；而在抑郁心位中，占主导的是整合程度更高的心理结构和"完整"客体。

　　通过分析患者的防御组织结构处于偏执分裂水平还是抑郁水平，我们可以区分严重人格病症患者和高水平人格病症患者。也就是说，从结构性视角来看，偏执分裂心位的心理组织对应着严重人格病症患者内心世界的组织方式，而抑郁心位则对应着高水平人格病症患者内心世界的组织方式。然而，从动力学的角度看，具有高水平人格病症的患者会在抑郁倾向和偏执倾向上**来回往复**。在对这些患者进行心理治疗时，我们会发现，患者在偏执分裂性运作模式和抑郁性运作模式之间波动起伏。在治疗成功的案例中，我们会看到，虽然偏执性焦虑和抑郁性焦虑会循环往复，但通过重复地、渐进地修通这一现象，患者可以逐渐转入更为稳固的抑郁性运作模式。

因此，在此时此刻的体验中，我们在临床上看到的是，患者会用两种方式（偏执方式和抑郁方式）组织自己的体验，并徘徊在这两种方式之间。也就是说，如果患者的身份认同稳固，总体在抑郁水平运作时，具有高水平人格病症的患者会在以下各个方面表现出很大的可变性和流动性：患者内在客体的整合程度；患者能对自己的冲动负责的程度；患者能体验内疚和关心的程度，而非体验到偏执和恐惧；患者能维持自体观察能力和象征性思考能力的程度。

从动力学的角度看，DPHP 集中于修通患者那些因性动机、依赖动机、攻击性动机和自恋需要的冲突而产生的偏执性焦虑和抑郁性焦虑。要想成功修通患者的焦虑，就必须把上述冲突带进意识领域中。在意识中，我们可以探索患者的冲突性内在客体关系，以及与活现冲突性客体关系有关的焦虑和防御。当冲突在此时此地被激活、活现时，随着患者逐渐能够对冲突性动机负责并体验到内疚、丧失和关心的感受，患者便有机会有意识地体验、理解自己的冲突，从而修通偏执性焦虑和抑郁性焦虑。在此过程中，患者将学会面对自身的某些方面，以及重要他人的某些方面。这些方面既可能是过去的，也可能是现在的。它们令患者痛苦，而且 / 或者与其自身和世界的主要感受不协调。

## 临床范例：DPHP 中的偏执性焦虑和抑郁性焦虑

　　一名中年男士前来治疗，诉说其沮丧——无法获得升职。在治疗的最初几周，治疗师经常向患者指出，他对治疗和治疗师持有消极的态度。患者对此的回应却是，他觉得治疗师在批评他，而且开始担心治疗师不喜欢他。（患者对治疗师最初的态度，表明患者在治疗开始阶段主要采取了偏执倾向。）在某种程度上，患者的体验是具象的。他发现自己对治疗师感到愤怒，因为治疗师没有给予他更多的支持和安慰。

　　这时，治疗师和患者能够识别出一个客体关系——一位掌权、挑剔、拒斥的父 / 母亲关联着一名愤怒、害怕的孩童。在移情中，这个客体关系已经被激活。上面的解析使患者感到震惊。当患者对此进行反思时，他眼含泪水，想起了童年早期时，他与父亲之间的一连串痛苦的互动。患者也反思了自己的态度——他曾把治疗师体验得如此冷漠、挑剔，即使这看起来毫无依据。在会谈结尾，他苦苦思索：自己如此不信任治疗师，这说明了什么？（此时，我们看到，患者已经转入以抑郁为主导的倾向。）

当患者来进行下次会谈时，治疗师立刻注意到，患者的态度发生了转变。患者对治疗师持明显的恼怒态度，对治疗师尝试的任何干预都表示极度不满。当治疗师指出这一点时，患者回应道，因为患者挑剔他，治疗师现在一定生气了。（在上次会谈与这次会谈期间，患者远离了上节会谈结尾表现出来的抑郁性焦虑，再次对治疗师采取了偏执的倾向。）治疗师思考了正在发生什么，然后向患者指出，他们似乎又回到了上次会谈中探索过的那种关系模式，只是现在角色逆转了——现在患者给人的感觉是挑剔的、拒绝的，同时预想治疗师一定会报以愤怒。治疗师也指出，在这两种格局中，他们之间的主要关系都是带有敌意的。

患者思考着治疗师的解释，他开始看起来不那么急躁了。这时，治疗师继续提醒患者上次会谈结尾时他们的交流。治疗师解释道，那时，他们谈论的事情对患者来说既痛彻又显得意义十足，但现在，那些感受看起来好像完全消失了。患者承认他确实已经忘了上次会谈的结尾。治疗师又进一步提醒患者，患者曾对他表达了关心，也曾把治疗师体验为帮助性的。治疗师还提出，患者此刻将注意力集中在彼此间的敌意、批评上，这也许能够保护他，使他远离上次会谈结束时开始获得的某些更温柔的感受。（在心理动力学术语中，治疗师正在提出的是：患者防御性地从抑郁倾向退行到更偏执的倾向，以此防御抑郁性焦虑的浮现，尤其是与温柔、脆弱和关怀的感受有关的焦虑。）

# 结构性改变

　　DPHP 的终极目标——减轻人格刻板，对应着患者心理组织的改变。确切地说，减轻人格刻板，前往更灵活、更具适应性的心理运作模式，这些目标对应着心理结构的逐步整合。这种整合既反映在冲突性客体关系的性质上，又反映在与主要自体感有关的、冲突性客体关系的组织方式中。随着心理冲突被修通，我们会看到冲突性客体关系的**性质**发生了转变——表征变得不那么单一（更加复杂、更加分化），与之相关的情绪变得不那么强烈，也分化得更好。同时，我们也会看到冲突性内在客体关系的**组织方式**发生了转变——它们会与非冲突性的自体和客体表征合并，这些非冲突性的表征构成了患者的主要自体感。上述结构性改变对应着患者能力的增强——能够使情绪上的体验和冲突性内在客体关系象征性地表现为自体体验的一部分。

## 内在客体关系的整合

　　从结构的角度看，修通心理冲突的结果是：冲突性客体关系被同化进有意识的自体体验中。作为该过程的一部分，我们会观察到，那些与表达冲突性动机紧密相连的客体关系，在性质上发生了一定的变化。随着冲突性客体关系能被更好地整合进有意识的自体体验中，它们会变得更加"复杂"。我们用**复杂性**来指代"把不止一种动机归于单个客体关系或表征"的性质。随着复杂性升级，整合增强，我们会看到自体及他人心理表征的改变，它们会**分化**得更彻底，也就是说，它们获得了更精细的表征，变得更加现实。另外，随着冲突性客体关系分化得更加彻底，我们会看到：与活现这些客体关系有关的情绪体验的性质也有所改变——情绪分化得更彻底，更能被调节，更不具有压倒性。

　　举例来说，整合冲突性客体关系的结果便是攻击性动机和愤怒感以及爱的动机和温柔感能够同时表现在同一个客体关系中。在此过程中，攻击性冲动变得不那么可怕，其情绪负荷度也变得更低。与此相似，性愿望也能与爱的动机、温柔的感受和依赖的渴望共存。在此过程中，性愿望会变得威胁性更低，更少"被迫使"。例如，整合意味着充满爱意、依赖的孩童现在能够偶尔变得挑剔，而挑剔、拒斥的父/母亲也可以感受到爱和依赖。与此相似，充满爱意、依赖的孩童可以怀有对照料者的色欲感，充满爱意的照料者也能够容忍觉察到自己对孩子的爱和色欲。又或者，单个爱人能够既担任"玛利亚"又担任"荡妇"的角色。

随着自体及他人的表征变得复杂，威胁性和情绪负荷度进一步降低，它们便可以被逐渐同化，进入构成患者主观自体体验的诸多表征中。因此，冲突性客体关系性质的改变也对应着它们与主要自体感之间关系的改变。随着客体关系变得更加整合，现在，个体能够容忍先前分裂的对自体和他人的体验，也可以把它们同化进对自体和世界的整体感受中。个体能够容忍表达冲突性动机所造成的压力，也能够灵活地、具有适应性地控制它们。这个冲突性动机被逐渐整合、同化进主要自体感中的过程，体现了患者心理组织的**结构性转变**，这就是 DPHP 中的**结构性改变**。

## 临床范例：疗愈性改变

如果治疗过程是成功的，我们便会预期看到结构性和动力性转变。我们可以设想一位中年家庭主妇当作范例。她抑制自己，难以步入职场。在没有进行治疗前，当与他人发生竞争时，她会刻板地把自己和他人体验为要么完全好心，要么残忍无情、应该鄙视。她需要持续地回避、扭曲或者从体验中抽离那些可能带来成就感或力量感的体验所具有的快乐。

在治疗期间，患者的心里开始清晰地认识到，在职业竞争或性竞技场中获得成就对于她来说是一种可怕的魔影。这个魔影反映了某种内在客体关系，即一位强大、残忍、耀武扬威的父/母亲，关联着一个纯粹好意却虚弱、无助的孩童自体。这一内化的关系模式与患者的成长体验中和母亲的关系密不可分。她的母亲是一位成功的商业女性，患者长期畏惧她，也无意识地憎恨她。通过治疗，患者开始觉察到她对母亲的竞争感和敌对感，以及她对竞争的、敌对的母亲客体表征的认同。在此之前，这些都是被压抑的。

随着进一步的治疗工作，患者开始更好地整合以下内容：被压抑的表征；与这些表征有关的胜利喜悦；患者和母亲充满爱的那部分表征。这些整合更好的、充满成就感和力量感的表征能够被同化进她的主要自体体验中。于是，随着患者发展出在竞争条件下对自己和他人更复杂、更灵活、更少批判性的表象，她也开始能够享受竞争的快乐。

## 双重心力

双重心力可以被定义为一种能力，即个体能够容忍觉察到同时指向同一客体的、彼此冲突的动机。在上述内容中，我们指出，整合过程成就了高水平人格病症的结构性改变，这取决于主体是否发展出了更强的容忍双重心力的能力。整合后的内在客体关系无疑是双重心力的。双重心力意味着主体能够意识到自身及其客体的相互冲突的各部分，同时可以应对、整合它们。这些部分可以是攻击的、性欲的、好表现的、竞争的、自我宣扬的、充满爱意的以及依赖的。

当代克莱因学派把逐渐容忍双重心力的过程视为"修通抑郁心位"。这是当代克莱因学派心理病理学和治疗观的核心构想。在克莱因学派的模型中（也正如自我心理学中的模型一样），三元冲突的核心动力在于个体难以容忍自己觉察到冲突性的攻击愿望和性愿望。但显而易见的是，对克莱因学派来说，个体深层的问题在于无法完全整合爱的动机和攻击性动机。指向所爱之人的攻击是不被容许的。同样，如果在三元关系中，任何性关系都被连接到竞争成就上，而且无意识地关联着被爱、被需要的原始客体，那么，在充满爱意和依赖的世界里，性欲感同样是不被容许的，竞争也会变得麻烦。

在克莱因学派的模型中，修通抑郁心位使主体能够在情绪上体验到自己的攻击感和性欲感，对其全面负责，承认自己的依赖需要，而且在心理上处于由爱主导的、有道德的世界中。抑郁心位的核心焦虑是：主体开始意识到自己对所爱、所需要的客体怀有攻击性动机，而且，这些客体被体验为是独立自主的、与自体分离的。随着个体不再解离、投射、否认或压抑这些动机，而是根据被渴望、被需要、被恐惧的关系，把这些动机有意识地体验为自体的一部分，个体便能够开始对自己的攻击和胜利愿望负责。

这便是整合过程的第一步，即把先前分裂出去的攻击性动机和性动机整合进对自体及他人体验的充满爱意、温柔、依赖的方面之中。在此过程中，性冲动和攻击冲动会变得威胁性更小，情绪负荷度更低，而且不那么具象化；对性、攻击的愿望和恐惧，连同活现它们的幻想，被更多地体验为想法、感受、渴望和恐惧，更少体验为已经采取的行动。对破坏、性胜利愿望负责，涉及以下几点：（1）容忍内疚、懊悔、丧失和抑郁，这些情绪与承认自己的破坏性有关；（2）接受三元情境和被排除在外的事实；（3）修通失望——个体曾希望理想化的关系能够被彻底保护，使其免受攻击，远离三角情境。这便是**哀悼**（mourning）过程。作为哀悼过程的一部分，主体会修复其在幻想中伤害的那些人。

克莱因学派的观点强调，个体对单个客体难以同时体验爱和攻击感，也难以把冲突性的性爱客体关系和攻击性客体关系整合进"自我"或自体中。但是，我们的视角或多或少更广泛一些——我们不仅着眼于个体难以修通爱与攻击之间的冲突，也关注个体难以将这两种动机和依赖需要及其与维持自主感、自尊有关的需要进行整合。另外，我们更多强调患者组织较好的、整合度较高的自体体验。冲突性客体关系便是从这样的自体感中分裂出去的。治疗的目标是把这些冲突性客体关系整合进患者有意识的、核心的自体体验中。因此，DPHP的治疗目标为撤销解离和投射，使冲突性动机能被连贯地整合进患者的主要自体体验中，这类似于克莱因学派修通抑郁心位的构想，但在某种程度上又与之不同。

从动力学视角看，DPHP的目标、策略、技巧和技术是用来促发焦虑的，这些焦虑关系到在单个客体关系中同时体验相互冲突的动机。同时，我们会帮助患者容忍、探索并开始理解这些焦虑，最终修通它们。这样看来，DPHP 造就的结构性改变也与患者心理稳态（mental equilibrium）中的动力性转变有关。作为整合过程的一部分，患者开始能够容忍自己觉察到之前被压抑或解离的冲突性动机、自体和他人的表征。当患者能够用一种不依赖压抑、投射、分裂、解离或否认的方式来处理冲突性动机时，这些动机和表征便成了患者主观体验的一部分。

　　当不再需要通过抑制自己的内心体验而回避激活冲突性客体关系所造成的焦虑时，患者便能够发生改变，即刻板程度更低、抑制更少。随着防御操作变得更加灵活，患者也可以自由享受更加广阔的体验。这体现了患者心理功能运作中的动力性转变。在治疗过程中，正是心理结构整合度的持续提高（关联着心理操作的不断灵活）把高水平人格病症患者带向了功能运作的正常范围。

PSYCHOTHERAPEUTIC TREATMENT OF
HIGHER LEVEL PERSONALITY PATHOLOGY

第二部分

# 高水平人格病症的心理治疗

第 3 章

# DPHP 的基本元素

在本章的前半部分，我们会概述高水平人格病症的心理动力学疗法（DPHP）的基本治疗任务。我们既展示治疗的全景，也介绍将在后续章节中详细讨论的构想。接下来，我们会讲解**移情**这一主题，它是心理动力学治疗模型的核心构想。我们会解释，在客体关系的理论框架下，移情是怎样被定义的，也会描述如何把移情这一构想整合进我们的客体关系焦点疗法中。在本章的结尾我们会探讨改变模型——作为 DPHP 的疗效成果，我们希望在患者身上看到哪些变化，以及我们认为本书中描述的心理治疗技术是如何引起这些变化的。

## DPHP 的基本任务

DPHP 治疗师的第一个任务是，创建设置，促使隐藏在患者冲突之下的冲突性内在客体关系浮现到意识之中。第二个任务是，在任意特定会谈中，当出现情绪显著的自体和客体冲突性表征时，治疗师应探索、诠释植根于这些表征里的焦虑、防御和动机。第三个任务是，随着已经诠释的冲突被重复激活、活现在患者当前的人际关系和与治疗师的互动中，治疗师要帮助患者修通这些冲突。在修通的过程中，我们会强调患者的核心冲突与治疗目标之间的联系。表 3-1 总结了 DPHP 的基本任务。

表 3-1　高水平人格病症的动力学心理治疗（DPHP）的基本任务

| 任务 1 | 把冲突性客体关系带进治疗中 |
| --- | --- |
| 任务 2 | 探索、诠释无意识冲突 |
| 任务 3 | 在修通的同时强调治疗目标 |

## 把冲突性客体关系带进治疗中

**治疗设置**指的是治疗的固定特征。治疗设置包含**心理治疗关系**。心理治疗关系是患者与治疗师之间建立起的一种独特关系，它可以更快地激活患者的冲突性客体关系，推动对冲突性客体关系的探索。**分析阻抗**也促进了探索冲突性客体关系的过程。治疗框架规定了治疗的条件，以及治疗中患者与治疗师各自的角色。

### 治疗框架

治疗框架（treatment frame）这一特征界定了不同的心理疗法，提供了医患双方共同商定的治疗结构。治疗框架也规定了患者与治疗师各自的角色，确定了会谈的频率和时长，如何安排日程计划和付款，患者与治疗师在常规会面之外该如何联络（无论是在电话中，还是面对面交谈时）。在治疗开始前，我们要正式建立治疗框架。而且，治疗框架应当是由患者与治疗师共同商定的。由患者与治疗师共同商定的、建立了治疗框架的双方协定被称为治疗协议。

### 心理治疗关系

在治疗设置提供的可靠结构中，DPHP 治疗师会与患者建立起一种特殊的关系，或者说一种客体关系。这种特殊的关系就是我们所谓的心理治疗关系。心理治疗关系是一种高度特殊化的关系，患者一方被鼓励尽可能地交流其内心的需求，而治疗师一方却克制自己不这样做。治疗师的角色是运用其专业知识扩展、加深患者的自体觉察（self-awareness）。为了这个目的，治疗师会全身心投入，持续付出努力，以理解患者的言语和非言语交流及反移情。在治疗的开始阶段，治疗师会建立起心理治疗关系，它是本书中描述的心理治疗技术得以展开的必备背景。

### 治疗联盟

**治疗联盟**（*therapeutic alliance*）是心理治疗关系的一个重要组成部分。这种关系建立在患者需要且能够利用有帮助的观察性自体部分与处于帮助患者的专家角色中的治疗师之间。该联盟一方面反映了患者现实的预期：期望治疗师基于其训练、专业知识和关怀，能够为患者提供什么；另一方面，它也反映了治疗师的承诺：利用其对患者的逐步理解来帮助患者。在治疗的早期阶段，大部分高水平人格病症患者都能比较容易地与治疗师建立起治疗联盟。

### 技术性中立

一旦 DPHP 治疗师与患者建立起了治疗联盟，他便会维持我们所说的"中立性"立场。我们要强调的是，技术性中立并不意味着治疗师要对患者的进步毫无反应或漠不关心。恰恰相反，治疗师对患者应怀有一种温暖的、关怀的态度，并表现出其对患者的幸福的关心及帮助患者的意愿。所以，当我们谈到**技术性中立**时，我们指的不是治疗师对待患者的态度，而是治疗师对待患者的冲突的态度。技术性中立要求治疗师避免主动卷入患者的冲突，避免偏袒冲突中的任意一方。治疗师应当克制支持性干预，如提供建议或试图干预患者的生活。中立性的治疗师会努力对患者的冲突和行为的所有方面都尽可能采取开放的态度，恪守承诺，尽可能完全理解患者的内心生活。为了达到这个目的，中立性的治疗师会把自身与患者具有自体观察能力的部分结盟。技术性中立是心理治疗关系中 DPHP 治疗师立场的必备方面。

### 支持与支持性技术

支持性技术是心理治疗中的一类干预。它们会直接加强患者的适应性防御，帮助患者应对环境要求。支持性技术的例子包括提供建议、教授应对手段、帮助进行现实检验力以及环境上的干预。支持性技术构成了支持性心理治疗的主干，对 DSM–Ⅳ–TR 轴 Ⅰ 的急性和慢性障碍患者尤为有益。

与此相反，通常来说，DPHP 治疗师不会采用支持性技术。虽然与其他人的建议不同，但是，我们相信这种做法在 DPHP 的治疗框架下是既合理又有益的。DPHP 治疗师克制支持性干预是合理的，因为高水平人格病症患者通常拥有充足的心理资源和心理社会支持。因此，在治疗外，他们可以不依赖治疗师而获取所需要的情绪支持和环境支持。这种做法也是有益的，因为克制支持性干预使 DPHP 治疗师能更有效地充当患者内心斗争的观察者，而不是主动扮演其中的角色。

在这里，我们希望明确区分患者在情绪上感到被治疗师**支持**与治疗师使用**支持性技术**。虽然 DPHP 治疗师一般不使用支持性技术，但是，患者们通常会将 DPHP 和 DPHP 治疗师体验为极具支持性的。因为，一致的、可靠的治疗框架，治疗师的承诺、兴趣和关怀及其对患者接纳的、毫无偏见的态度，会创造出一种本质上具有支持性的环境，从而能够支持患者，支持其内心的需要，支持其对于被理解和获得帮助的渴望。

### 作为参与观察者的治疗师

在 DPHP 中，当进行干预时，治疗师要保持中立的立场。然而，就自身对患者的内在反应而言，却与力求中立相反，治疗师会努力让自己对患者及患者在自己内部激发的思维和感受尽可能完全开放。DPHP 治疗师保持技术性中立的能力取决于他能否向患者开放自己，观察自己与患者之间的互动，反思患者的言语和非言语交流在治疗师内心激起的个人感受。因此，DPHP 治疗师既是参与者又是观察者，他与患者互动，允许患者影响他的内心，然后，后退一步，反思会谈中发生了什么。

### 自由、开放地交流

在 DPHP 中，患者的角色是以非结构化的方式尽可能自由地谈论在会谈时其脑海里闪现的一切——这一过程有时被称为**自由联想**（free association）。在 DPHP 中，我们会要求患者暂时搁置特定的流程，无限制地自由思考。我们这样做的理由是，这种做法可以高效地把患者的冲突性客体关系带进治疗之中。我们既可以分析患者的言语和非言语交流，也可以考察患者对开放自由交流的**阻抗**，从而把冲突性客体关系带进治疗中。

### 分析阻抗和防御

治疗设置和治疗师的中立会促进患者的冲突性客体关系的激活。因此，与这些冲突有关的关系模式往往会活现出来。与此同时，它们也往往会被压抑，或者说被防御。患者内心有一股力量（如防御操作），想要防御冲突性客体关系的活现。在治疗中，这股力量会自动激活，活现为防御性客体关系。

在心理治疗中，患者防御操作的激活、活现被称为"阻抗"。我们之所以采用**阻抗**这一术语，是因为患者的防御操作通常会表现为有些抗拒开放式交流或自体观察。我们不该用术语**阻抗**来暗指患者有意识地抗拒治疗，或者有目的地抵制治疗。阻抗，从整体上看与防御操作类似，是自动的，很大程度上是无意识的。尽管它们在治疗师眼中十分明显，但是，对患者来说，它们通常是不可见的。**分析阻抗**指的是，在治疗中，当患者的防御性客体关系被激活、活现时，治疗师识别、探索这些防御性客体关系并对其进行诠释。

## 诠释无意识冲突

诠释会把患者的某个冲突带进其意识觉察之中。该冲突正处于激活状态，它要么活现在患者的觉察之外，被无意识地体验着，要么表达在症状中。诠释会把防御、推动防御的力量以及被防御的客体关系联系起来。诠释过程始于患者言行中的差异或矛盾，然后明确假设观察到的差异或矛盾并赋予它们意义。

### 诠释过程

诠释过程的早期步骤通常包括澄清和面质。**澄清**（clarification）指治疗师希望弄清楚患者的主观体验。治疗师会一直关注、处理模糊的区域，直到患者和治疗师都清楚地理解了说过的话，或者直到患者对被揭露出来的其思维背后的矛盾感到困惑时。**面质**（confrontation）指治疗师把澄清后的信息收集起来（这些信息表现在患者的言语和非言语交流中，是彼此矛盾、互相不一致的），然后巧妙地呈现给患者，成为需进一步探索、理解的材料。面质可以含蓄地指出患者防御操作的激活，整合言语交流和非言语交流。

诠释恰如其分地跟随在澄清和面质之后。在诠释时，治疗师需要形成对被防御的无意识冲突的假设。"完整的"诠释会描述防御、推动防御的焦虑以及被防御的底层无意识冲突。然而，在大多数情况下，治疗师会把诠释分段，一点点地提供给患者。我们最好把诠释看作一种过程，首先是澄清和面质，接着识别防御性客体关系，然后探索推动防御的焦虑，最终探索被防御的底层的冲突性客体关系。

### 移情诠释

在 DPHP 中，诠释主要是在此时此地做出的，而且聚焦于约瑟夫·桑德勒（Joseph Sandler）所说的"当前的无意识"。这意味着，大部分的诠释都聚焦于患者目前在其日常生活和治疗中被激活的焦虑。患者的冲突性客体关系的活现和诠释有时会涉及其当前的人际关系，有时则也许与治疗师有关。在后一种情况下，治疗师的诠释就是**移情诠释**（transference interpretation）。有时，冲突性客体关系会同时活现在患者的人际生活和移情中。这种情况为治疗师提供了机会，可以诠释患者的冲突性内在客体关系与其当前的困难以及移情之间的联系。

### 起源学诠释

在治疗高水平人格病症患者时，治疗师往往很容易把治疗中当前活跃的冲突联系到患者成长史中的重要关系和事件上。这种类型的诠释关乎患者的早年史，有时被称为**起源学诠释**（genetic interpretations）。我们通常要避免过早或过度地把当前冲突与患者的过去相联系，因为这可能会使会谈过于理智化，患者便不必以即时的、富有情绪意义的方式体验冲突。但是，在治疗的后期阶段，我们可以把患者的早年史与其当前的困难和冲突联系起来。这时诠释能进一步加深患者对冲突性客体关系的情绪体验，因为这些冲突性的客体关系已经得到了诠释，而且在某种程度上获得了修通。

### 内省

诠释可以帮助患者觉察、理解之前隔离在意识之外的内心生活的某些方面。

在 DPHP 中，我们总是诠释当前处于活现状态的或被主动防御的冲突，所以，诠释可以帮助患者理解此刻他正在主动体验（或竭尽全力不去体验）的事物。**内省**，正是在关注新理解内容的背景下，将情绪体验与理性领悟相结合。内省虽然常常可以帮助患者，提供解脱感或自体领悟感，却不能自动达成 DPHP 的目标——结构性和动力性改变。把内省转化成人格改变的是**修通**过程。

### 涵容

威尔弗雷德·比昂（Wilfred Bion）提出了**涵容**（containment）这一术语。从广义上说，涵容指的是一种思维能力，它可以调和情绪状态。涵容意味着个体能够彻底体验情绪，而不被情绪体验控制，也不必立刻采取行动。涵容既意味着情绪自由，也意味着自体觉察。在 DPHP 中，治疗师会涵容自己对患者和移情的情绪反应，在此过程中帮助患者更好地涵容治疗中被激活的焦虑。我们相信，与诠释类似，治疗师一方的涵容承载着疗愈的潜力，也是发展内省能力和修通（working through）过程的必备元素。

诠释是一种外显的过程，与此相反，涵容是内隐的，是在探索、理解患者的内心世界时，患者与治疗师的互动中隐含的成分。在 DPHP 中，治疗师会帮助患者把高度情绪负荷的心理体验转化为言语，然后帮助其对此进行反思。"涵容的"治疗师会对其与患者间的互动做出内在情绪回应，然后反思患者通过言语和非言语方式交流的一切。当治疗师回应患者时，不管是采用言语性还是非言语性干预的形式，他都可以帮助患者涵容治疗中激发的焦虑。通过表示自己正在准确记录患者感受到的、沟通的内容，同时保持观察、反思自己和患者的内在状态的能力，治疗师最终可以实现这一目标。

### 修通和改变的过程

修通过程涉及（在各种不同情境下，随着时间的推移）重复激活、活现、涵容、诠释某一特定的冲突。事实上，DPHP 中的大部分工作都涉及修通过程。一旦识别了核心冲突和与之有关的客体关系，它们便会在治疗过程中重复活现，得到反复的探索。这一过程——重复激活、活现、诠释某一特定冲突，同时将其联系到与之有关的各种客体关系上，能帮助患者获得更深刻、更有情绪意义的对自己的领悟。我们进而认为，正是修通过程衔接着内省和疗愈性改变。

修通取决于治疗师能否涵容移情-反移情中激发的焦虑，也取决于患者能否逐渐发展出涵容焦虑及在情绪上体验焦虑的能力。与上述焦虑相关联的是冲突性客体关系的激活和与之有关的心理状态。在此过程中，患者将开始理解到，认同任一特定客体关系的两端有什么作用，特定内在客体关系或冲突的激活又如何帮助压抑其他内在客体关系或冲突。最终，患者将开始对自体和内在客体先前被压抑和解离的方面负责，容忍自己对它们的情绪觉察。

在 DPHP 的修通过程中，我们会从患者的主诉和治疗目标中识别出主要的困难区域，然后着重关注这些主要的困难区域。这就意味着，虽然我们鼓励患者不带限制地自由思考而无须顾及治疗目标，但是，治疗师却要始终考虑治疗目标。当冲突性客体关系活现在治疗中，患者的核心冲突成为焦点时，治疗师会问自己："现在探索的客体关系与治疗目标之间有什么联系？"在修通过程中做出诠释时，治疗师会关注当前活现的冲突与共同协定的治疗目标之间的关系，处理功能运作不良的局部区域中的人格刻板，不去干扰功能运作比较好的区域。

# 什么是移情及其在 DPHP 中扮演的角色

**移情**这一术语有着漫长的、复杂的历史。我们认为，只有以心理和治疗的特定模型为框架，才能有意义地界定这一术语。

## 移情和内在客体关系

在本书采取的客体关系框架下的文献中，术语**移情**指的是现在演绎出源自过去重要关系的互动模式。这些互动模式反映了患者内在客体关系的激活，而且该激活指向其目前生活中的某个人。源自过去的致病性体验和致病性关系严重影响了患者的人格结构。这些致病性体验和致病性关系，以及为应对其调动的防御，都经常活现在患者当前的人际关系中，主导移情的发展。

在我们的模型中，早年的、重要的、情绪负荷的互动，连同与之有关的幻想和防御，会以记忆结构或内化关系模式的形式被组织在心理结构中，即我们所说的**内在客体关系**。这些心理结构发挥着内隐图式（latent schema）的功能（内隐图式是个体潜在地组织其体验的方式）。内在客体关系会在特定的情景下被激活。一旦其被激活，将影响个体的主观体验，使个体的行动和感受方式与当前被激活的内在客体关系相一致。我们通过考察个体在日常生活中如何"活现"或"实践"内在客体关系，来理解这一过程。当内在客体关系活现时，心理结构会被现实化。当使用术语**移情**时，我们指的就是这一过程。

术语**移情**最常用的情形是，在患者与治疗师的关系中，患者的内在客体关系被现实化。当然，我们也可以用移情来更广泛地指代在患者与他人的互动中，患者的内在客体关系被现实化，而不仅仅局限于与治疗师的关系。当我们这样使用移情时，移情指的是一种普遍的过程，即内在客体关系，尤其是冲突性客体关系，往往会在人际关系中现实化，或者被防御性地实体化。从这个角度看，患者对治疗师的移情不过是某种更普遍现象的特例——在人际生活中，心理结构会被现实化或活现。为了避免混淆，我们在使用术语**移情**时，会将范围限定在更为特殊的意义上，即指在患者与治疗师的关系中活现的、患者的客体关系。

韦斯滕和贾巴德从神经科学的视角理解移情的结构。他们提出，在大脑水平上，心理表征和内在客体关系是以"联合性神经网络"（associational networks）的形式被编码的。联合性神经网络是神经元彼此交织形成的网络，同时，它们也与其他神经网络相互交织。因此，在回应某组特定刺激时，特定联合性网络中的神经元会被很容易地、可预料地同步激活。该模型与我们自己的模型既相似又协调。在该模型中，表征和移情是一种潜在的可能性，遍布在同步激活以制造表征的神经元网络中。

### 移情活现

本书中，我们用术语活现（enact 和 enactment）指代个体在人际生活中"实现"或活化其内在客体关系。术语**活现**描述了内在客体关系，即内隐图式或组织体验的潜在方法，如何被现实化为思维、感受和行动的过程。当我们这样使用"活现"时，我们采取的是患者的视角。该术语的这种用法略微不同于精神分析文献中常用的**移情活现**和**移情-反移情活现**。

在精神分析文献中，术语**移情活现**不仅关注患者的体验和行为，也关注治疗师的体验和行为。具体来说，移情活现意味着治疗师的行为反映出其与患者互动时积极参与患者移情的演绎。因此，当分析师谈论"移情活现"时（例如，与仅仅谈论"移情"不同），他们强调的是，在患者移情的演绎中，治疗师是主动的参与者。

当代精神分析对**移情活现**的用法与我们使用术语**活现**的方式略微不同。这两者之间的区别使我们不得不关注一个模糊地带，即 DPHP 治疗师会在多大程度上主动参与活现患者的移情。按照我们的观点，当患者活现某一客体关系时，该客体关系是被患者"活化"的，与其他人参与的程度、性质无关。例如，如果某位男士具有顺从的性格，那么在我们看来，他正在活现一个特定的客体关系，这与他所顺从的那些人的回应无关。但是，他所顺从的人总归会有一些回应，所以，活现总会涉及双方的行为。

从这一视角来看，DPHP 的特征——对内在客体关系的稳定、持续的活现，与所有人际互动是一样的。这看起来比较简单易懂，但是，在心理治疗关系的背景下，当我们考虑活现背后的动力机制时，就演绎患者的内心需求和防御性客体关系而言，中立型治疗师主动或不主动参与的程度便成了重要的考虑因素。

心理治疗关系的目标在于创造最佳的环境，使我们能够在其中探索、理解患者的内心生活。这一目标的前提是，对患者而言，治疗师在情绪上必须是关怀的、给予回应的。换句话说，患者与治疗师之间应当是不断互动的。因此，除非治疗师是机器人，否则，避免移情-反移情活现是不可能，也是无法令人满意的。但是，与此同时，我们也认为，治疗师要克制自身的性格，不去演绎患者力图想要的一切，保持更中立的立场。因为，这种做法往往可以突显患者活现某一特定客体关系的需要，也有助于在治疗中识别、探索这些客体关系。如果治疗师不主动现实化患者的移情预期，患者就更可能探索出自己特定的行为方式，觉察到他对治疗师有所预期。

治疗师常常面临的矛盾是应该关心、在意患者，还是应该保持中立性。在 DPHP 的治疗中，我们可以采取回应但克制的方式，同时仔细关注反移情，以此解决这一矛盾。约瑟夫·桑德勒把这种态度称为"角色中的回应"。有些时候，治疗师能觉察到一种诱惑——想按某种特定的方式与患者互动，但他不会做出真正的行动。另一些时候，只有既成事实之后，治疗师才会注意到自己倾向于以某种方式与患者互动。在这两种情况下，治疗师都可以反思自己与患者之间的互动，利用反思来更好地理解治疗中发生了什么，构思如何描述移情中活现的客体关系。

### 活现与见诸行动

**移情活现**意味着患者在移情中演绎被激活的客体关系，不管他是否意识到了这一点。相反，我们用术语**见诸行动**指代的情形是，患者不面向治疗师演绎被激活的冲突性客体关系，而是付诸行动，用行动阻止自己对它们进行情绪觉察。在此过程中，患者会回避与底层冲突有关的所有不适。当把见诸行动当作整体防御操作时，患者会转而付诸行动，以消除与心理冲突有关的痛苦情绪。当我们在治疗设置中使用术语**见诸行动**时，我们的意思是，患者付诸行动不仅仅是为了消除痛苦情绪，也是用行动取代了治疗中对痛苦情绪的反思性探索。

例如，在讨论日程安排时，如果患者对治疗师的性欲通过彼此微妙的调情表达出来，我们会将此理解为活现。相反，如果患者没有觉察到或否认其对治疗师有色欲，找理由逃避下一节会谈，她就是在见诸行动。当发生见诸行动时，患者既不演绎也不探索自己的色欲，而是表现得好像如果确保不与治疗师面对面接触，她就可以消除自己对治疗师的色欲。

如果这位患者离开治疗室，回到工作中，与她的上司调情，却没有觉察到自己的行为和治疗师有关，也不了解她与掌权者调情的冲突性本质，我们也许会说，患者既见诸行动又活现着对治疗师的性欲。最后的这个例子说明，见诸行动与活现只在理论上有区别。在实践中，见诸行动常常会涉及某种程度的活现。活现也不仅仅是演绎某个客体关系，在一定程度上，患者也会同时尽量避免与其发生情绪接触。

我们认为，见诸行动、移情活现和移情思维存在于同一个连续体上。连续体的一端是纯粹的见诸行动，患者用行为掩盖了治疗中被激活的客体关系，躲避与特定冲突有关的情绪。正如上面的例子中，患者取消了会谈，而不是与治疗师进行情绪接触，也没有演绎对治疗师的色欲。在连续体的中央是活现，治疗中激活的客体关系被演绎在行为中，也因此被带入情绪体验层面，但患者对此通常（至少在一开始）是没有自体觉察的。沿着连续体到更远的地方，我们会看到这样的活现，患者有意识地体验着治疗中正在活现的客体关系，或者微妙地活现着浮现进自由联想和言语交流中的客体关系。最终，在连续体的最远一端，我们会看到移情性思维，治疗中激活的客体关系被表达在思维中（如以自由联想、回忆或幻想的形式），而不是被明显地活现。

### 移情在 DPHP 中的中心地位

在 DPHP 中，我们会促使患者的冲突性内在客体关系在治疗中激活。精神分析治疗的重点在于，当患者的内在客体关系指向治疗师活现时，便探索这些内在客体关系。然而，在 DPHP 中，患者"在移情中工作"的程度是比较多变的。我们观察到，有些患者的内在客体关系会轻松地指向治疗师，从而对其进行体验，其他患者则对此有高度的防御。对第一类患者，我们主要依据患者对治疗师的移情来分析他们的冲突性客体关系。对第二类患者，这一分析主要依据的却是患者与生活中其他人的互动。这两类患者之间的不同之处在于，在体验、探索冲突性内在客体关系时，他们能够在多大程度上将其指向治疗师，又在多大程度上防御这种体验。

当患者能够在治疗师身上轻松地活现这些冲突时，我们会分析患者对治疗师的移情。当发生第二种情况时，我们会分析患者对生活中其他人的"移情"，同时分析患者的防御——为何无法面向治疗师体验这些移情。通常，分析外部关系中活现的客体关系会为后面的工作奠定基础——在后续治疗中，当患者面向治疗师活现同一客体关系时，我们就可以更顺畅地探索该客体关系。在任意特定时刻，治疗师都要基于哪种材料是情绪显著的来决定是关注移情，还是关注移情以外的关系。

对治疗师的移情与患者面向非治疗师的其他人体验到的移情并没有本质区别。然而，在日常生活中，周围人的社交的恰当反应通常会中和患者对他人的移情预期。与日常生活不同，在 DPHP 中，患者对治疗师的移情会被凸显、加强，这是治疗师维持中立立场所带来的结果。

因此，DPHP 特别关注患者对治疗师的移情。因为这类活现使治疗师能够即时、强烈、清晰地体验、探索患者的冲突，这是在其他地方探索冲突时做不到的。此外，我们认为，"在移情中修通" —— 一种治疗师既充当参与者又充当观察者的过程，是 DPHP 疗愈过程的重要成分。无疑，除治疗师以外的其他人也会成为患者的移情性客体。当患者与生活中的重要他人共同演绎关系模式时，分析这些关系模式也能完成有效的疗愈工作。但是，治疗师能够保持中立性，向患者开放自己，同时涵容、反思自己的反应，这些都区分了与治疗师之间的移情关系和患者可能拥有的其他关系。

### 高水平人格病症中移情的发展

当代移情的核心观点认为，患者会在当下重现或活化源自过去重要关系的互动模式。因此，在 DPHP 中，患者会体验到其内在客体关系真实地活化在自己的人际互动里，不论是与治疗师的互动，还是与当前生活中其他人的互动。在 DPHP 中，主观觉察到的移情通常不会表现为抽象的理性思考，而是表现为一种实际的体验，在这种体验中，自体和他人的移情表征或多或少地控制着患者对当前人际关系的感受。

有时候，移情的发展会体现为患者在会谈中的想法和 / 或感受。这些想法和 / 或感受与治疗师有关，或者在一开始与患者生活中的其他人有关。另一些时候，移情会在患者没有察觉的情况下活现。这里，我们想讨论的是，识别患者行为中内含的客体关系。例如，患者的谈话语气、对治疗师的态度、对自己说话的态度、肢体语言，或者会谈的气氛，等等。因此，当治疗师评估"移情中"正在发生什么时，他不仅会注意患者言语交流和自由联想的内容，还会注意患者的非言语交流和反移情。我们建议治疗师应该既思考"此刻患者在与我交流些什么"，又思考"此刻患者在对我做些什么"。

高水平人格病症患者往往会缓慢、循序渐进地发展移情。稳固的、比较适应的特征型防御是高水平人格病症的标志。它们使个体能高效抵御被压抑或被解离的内在客体关系，防止它们浮现在意识之中，不论该客体关系是面向治疗师的，还是面向患者生活中的其他人的。而且，因为这些个体能够敏锐、准确地"阅读"他人，所以他们会不断自动地利用微妙的人际线索校正其在人际互动中的防御性扭曲。在日常生活中，具有高水平人格病症的个体也会利用自己的心理资源，有效降低无意识冲突对其人际互动的扭曲程度。在治疗情境中，他们也会做同样的事。

在治疗的早期阶段，移情的发展反映了治疗中患者特征型防御的激活。随着时间的流逝，治疗不断进展，防御性客体关系得到了探索、诠释，与底层冲突性动机联系更紧密的内在客体关系便会被激活。在高水平人格病症患者的治疗中，移情往往是相对稳定的，一种或两种形式的移情通常会在治疗中的任意特定时间点主导临床资料。大多数情况下，患者会较长时间地、持续地认同某个自体表征（常常是孩童般的自体），把与之对应的客体表征归给治疗师。

总之，在心理治疗情境下，高水平人格病症患者会较好地防御无意识内在客体关系的浮现，不论该客体关系是面向治疗师还是生活中的其他人。当冲突性客体关系的各个方面在移情中被激活时，它们的影响通常比较细微，而且容易被患者合理化。因此，在心理治疗中，我们必须采取特定的步骤，促进冲突性内在客体关系在治疗中浮现并对其进行探索。具体来说，在治疗高水平人格病症患者时，为了促使患者的内在客体关系活现在治疗中，我们会采取下面的做法：设定一周两次的会谈频率，利用治疗设置提供一种安全气氛，保持技术性中立，以及分析阻抗。

# 改变机制和技术原理

在详细描述心理治疗技术前，我们会用图表简要回顾目前为止所谈到的资料，这些资料涉及我们的人格病理模型和 DPHP 的目标。另外，我们也会讲解目前我们如何假设 DPHP 中的改变机制。

## 治疗目标

- DPHP 的整体目标是，在高水平人格病症的病灶性功能运作区（focal areas of functioning），增强灵活的、适应的心理功能运作和对内外焦虑源的反应，即减轻人格刻板。
- 在结构上，这一转变对应着把患者内心生活中被分裂的（被压抑和 / 或被解离的）、冲突性的方面整合进其主要的自体体验之中。

## 心理组织模型

- 高水平人格病症患者有比较稳固的有意识自体体验，其中涵容着各种情绪状态、动机、愿望和恐惧；然而，主观体验中的冲突性方面却被从有意识的自体感中分裂出去，保持着被压抑或被解离的状态。
- 与无冲突功能运作区相比，在冲突区域，心理体验是比较具象化的，情绪负荷度更高，整合更不充分 / 双重心力更低。
- 在我们使用的模型中，心理冲突（焦虑、防御和冲突性动机）被表征为渴望的、恐惧的或被需要的内在客体关系以及相关幻想的群集，它们可能是意识的、前意识的或潜意识的。
- 活现防御性客体关系能帮助压抑和 / 或解离冲突性动机以及相关幻想。
- 在这一模型中，人格刻板反映了防御性客体关系的习惯性活现，从而维持以下心理状态：冲突性动机被驱逐出有意识的自体体验，保持着从主要自体感中压抑或解离的状态。

## 结构性改变

- 随着冲突被修通，患者的冲突功能运作区将从刻板转向更灵活、更具适应性。该转变对应着冲突性客体关系在特征上的改变，以及它们与主观体验和主要自体感之间关系的改变。

- 确切地说，随着冲突被修通，冲突性内在客体关系会变得具有更低的具象化程度（例如，被有意识地体验为思维、感受、愿望、恐惧，等等）、更低的情绪负荷度，且更加复杂（例如，自体和客体表征关联着不止一种动机，这反映着其冲突区域中容忍双重心力的能力得到了提高）。同时，表征会变得分化程度更高、更加精细。

- 这些改变意味着将冲突性客体关系和相关情绪体验逐渐同化进有意识的自体体验之中。于是，冲突性客体关系现在被自在地涵容在这样的整体感受中：一个良好的、负责任的自体，生活在大致良好却复杂的世界里。

## 改变的动态过程

- 冲突性客体关系和相关情绪变得能够进入意识（冲突性客体关系最初常以投射或倒置的形式活现）。

- 患者领悟到，冲突性客体关系是自体的一部分（例如，不再被投射、解离或否认），而且反映了其对早年客体纽带（object ties）的认同。

- 患者接受自体及其客体的理想意象的丧失。

- 哀悼丧失，修通内疚。

- 患者开始在冲突区域中容忍双重心力，发展出对客体和自身的深切关怀能力（与内疚相反）。

## 治疗的整体过程

我们可以依据两个宽泛的步骤，粗略地理解治疗的整体过程。

- 第一步——撤除压抑和解离：冲突性客体关系和相关情绪浮现在有意识的自体体验之中。

- 第二步——修通 / 哀悼过程：患者容忍对冲突性客体关系的觉察，探索与之有关的焦虑和幻想，修通内疚和丧失，做出修复。这一过程使患者能更好地在冲突区域中容忍双重心力。

### 技术原理和改变机制

要想运用这一模型，我们的"技术原理"（会在后续章节详细讲述）就必须解释 DPHP 的技术如何达到以下目标。

- 帮助患者意识到被压抑和解离的冲突性内在客体关系。
- 帮助患者对内心世界中所压抑、投射、解离或否认的方面负责。
- 帮助患者容忍、哀悼自己和他人的理想形象的丧失。
- 修正痛苦的、先前被压抑或解离的客体关系，使患者能够充分体验它们，有意识地容忍它们，把它们同化进患者的自体体验之中。

## 改变机制：诠释和涵容

"改变机制"的理论必须解释心理治疗技术是如何达到我们刚才概括的目标的。在此，我们提出这样的问题：DPHP 治疗师处理的是什么，提供给患者的是什么，让其能容忍自己觉察到内心世界中无法忍受的部分，对它们负责，把这些无法忍受的动机和幻想同化进他对自身和重要他人的整体感受中。

现在，大家广泛认可的是，心理治疗促成改变的方法是多种多样的。同样被普遍接受的是，不同的疗效因子是协同作用的。在心理动力学治疗中，最近的改变模型大多强调把治疗师与患者之间的关系作为基本疗效因子的重要性，如同自体领悟在促成改变中的重要性一样。

对于疗愈性改变，我们的观点强调：患者与治疗师之间的关系以及患者对自身的领悟共同发挥着核心、互补的作用。接下来，我们的讨论会围绕"涵容"和"诠释"这两个构想。涵容是一种过程，它内含在患者与治疗师的关系中。诠释则是加深患者自体领悟程度的过程。虽然在讨论疗愈性改变时，我们划分了两个独立的作用机制，但是，涵容和诠释仅仅在理论上才有所区别。在实践中，这两个过程是同时进行的，而且经常互相支持。有效的诠释常常有助于涵容功能，同时提供内省；与此类似，治疗师为了诠释先做出干预时，常常也会通过涵容来减轻焦虑，创造某种环境，使患者能够开放地听取、利用接下来的诠释。

另外，如果把视角从治疗师转向患者，我们会发现，患者能否利用诠释提升内省，取决于他是否发展出了一定的能力，来涵容之前无法涵容的、心理体验中的某些方面。因此，让患者发展出涵容病灶性功能运作区中的冲突性动机和客体关系的能力，是 DPHP 的一个目标。我们要指出，**DPHP 的结构性目标**（"整合"）**和动力性目标**（"灵活地适应"）**是客观的，而这里的目标——让患者能够涵容冲突性客体关系，完整地体验它们，不被它们所控制，其实是上述客观目标在主观上的体现。**

我们的假设是，涵容与诠释结合在一起，成就了疗愈性改变。没有涵容的诠释通常会导致对心理动力的理智讨论，往往不会显著减轻人格刻板。另一方面，没有诠释和内省的涵容会导致患者把治疗师作为外在客体，依赖治疗师。我们认为，诠释和洞察都是修通过程中的关键成分。它们使患者能够保持已有的成效，也使这些成效在治疗结束后能够继续发展下去。

## 机制 1：涵容

- **对情绪的认知性涵容**：澄清和面质会把话题引向患者心理体验中的威胁性方面，帮助患者在认知上涵容比较有威胁性的、相对强烈、关联着冲突性客体关系的情绪。

- **中立、包容型治疗师的涵容功能**：治疗师"转化"患者的投射。这里，我们指的是，治疗师允许患者对其内在发生影响，同时克制自己，不活现患者的投射，然后反思互动，对自己的冲动负责。浮现在治疗师脑海中的是患者投射过来的客体关系的另一种版本，该版本整合度更高，情绪负荷度更低，威胁更小，而且更具反思性。治疗师会把该版本再传递给患者。这里的涵容既是言语上的（通过诠释），又是非言语的（借助于治疗设置和心理治疗关系的涵容功能）。

- **诠释的涵容功能**：冲突性动机和与之有关的焦虑是比较具象化的——在意识中体验渴望或冲突性动机似乎就等同于对其进行实践，因此体验渴望本身就是极具威胁性的。主体往往会即时体验冲突性动机，这使他不太能够观察自己、反思自己的感受。同样，无意识焦虑也是具象化的（因此，这类体验会被表达为："我的所思所感说明我是一个道德败坏的人。""你生气了，而且不赞同我。"）。随着冲突性动机和相关焦虑变得有意识并以言语的形式被描述、探索，最终按照其意义、功能和底层幻想得到诠释，它们就变成了思维和感受，而不是具象的"事物"。也就是说，它们变成了内心体验中更清晰的"象征性"方面，能够被患者观察（也因此能够变成"三元的"）。

- **诠释移情的涵容功能**：冲突性客体关系和相关焦虑经常会被投射。于是，身处移情中的治疗师会把患者害怕的内容收纳进自身内部。通过"以治疗师为中心的诠释"，治疗师可以把患者对治疗师的移情体验转化成言语。这种做法提供了一种特殊形式的涵容，而且暗中向患者传递以下信息，即治疗师能够在内心中容忍自己成为患者无法容忍的那部分所呈现的样子并对其进行感受。

- **涵容促进内省**：治疗师会涵容患者的投射。这样做的结果是，与冲突性客体关系的激活有关的主观体验变得不那么难以抵挡，具象化程度更低，威胁更少。借助这种结果，涵容使患者的内省力得到提升，进而在意识中容忍、在认知上表征那些先前被压抑、投射、解离或否认的自体部分，并最终对其负责。

## 机制 2：诠释 [1]

- **予以注意**：澄清和面质会使患者注意到有意识的体验中被解离、忽视或否认的方面。

---

[1] 这里，我们用术语**诠释**指代所有诠释性过程，包括澄清、面质和诠释本身。

- **诠释防御操作，导向自我不协调**（ego dystonicity）：识别、探索习惯性的功能运作模式。这种做法提供了对人格特质和特征型防御的新视角。对患者来说，防御会变得可见并最终变得自我不协调。

- **患者认同治疗师的观察性自我**：治疗师的干预反映且传达出其具有观察并反思自己与患者间的互动的能力。患者对治疗师这一能力的认同，会强化患者的观察性自我，提高患者在冲突区域中反思其内心体验的能力。

- **"光天化日"的力量**：冲突性客体关系和相关焦虑及幻想，常常源自童年早期，然后从成人有意识的自体体验中分裂出去。随着冲突性客体关系和相关幻想成为意识注意的焦点并对其从成人的、现在的视角加以描述、探索和理解，它们的威胁度便会降低。

- **诠释支持象征化**：正如上面所说的，如果按照意义、功能和起源来解释焦虑并让患者得以理解，焦虑的具象性就会变低，最终会被视为思维（心理体验的表征），而非物质现实。

- **诠释会表明冲突的必然性**：内省的认知成分、情绪成分和修通，都需要患者容忍自己觉察到"自体体验的冲突性方面是必然存在的"，而且最终要接受这一点。

- **把当前的冲突联系到成长史上，以此促进修通**：一旦冲突性客体关系得到了涵容、探索，在一定程度上获得了修通，这时，理解无意识幻想和冲突的发展性起源及其与主诉和人格特质之间的关系，能够进一步消除焦虑，增强掌控力，带来更好的灵活性。

在表 3-2 中，我们概述了 DPHP 的疗愈过程。表 3-2 概括了在治疗过程中治疗师的核心任务。治疗师的任务位于表格左侧，按照它们在治疗过程中的实施顺序从上到下排列。表格的右侧的内容是疗愈过程中我们预计会出现的改善，它们是治疗师干预的结果。我们描述这些改善时的视角是患者的内心体验及其在能力上的改变。

表 3-2　DPHP 中的疗愈过程

| 治疗师 | 患者 |
| --- | --- |
| • 设立治疗框架<br>• 建立心理治疗关系并保持技术性中立<br>• 观察、反思患者的心理体验<br>• 把患者的主观体验转换成言语<br>• 利用反移情 | • 发展治疗联盟<br>• 自体观察能力和自体反思能力增强 |
| • 分析对自由、开放式交流的阻抗 | • 自由、开放式交流的能力获得提升 |
| • 涵容治疗中激发的焦虑和情绪状态 | • 在治疗中激活、活现特征型防御和底层焦虑 |
| • 识别、探索防御性客体关系 | • 特征型防御变得自我不协调，底层焦虑浮现在意识之中 |
| • 探索、诠释治疗中激活的焦虑，以此为背景，持续涵容 | • 治疗师涵容、转化，而非活现患者的焦虑和投射，从而修正与焦虑和冲突性客体关系有关的情绪状态 |
| • 诠释无意识冲突 | • 与焦虑和冲突性客体关系有关的情绪状态被认知上的详细阐述所涵容 |
| • 识别、探索治疗中激活的冲突性动机 | • 更能领悟冲突区域中心理体验的象征性质 |
| • 反复诠释，修通 | • 随着无意识焦虑和愿望得到理解，诠释和内省会修正与焦虑和冲突性客体关系有关的情绪状态 |
|  | • 诠释防御和底层客体关系，这将深化对心理体验的象征性理解，从而可以更容易地觉察冲突性客体关系并对其负责 |
|  | • 患者能够对其冲突性动机负责，修通内疚和丧失，进行修复 |
|  | • 患者开始能够容忍冲突区域中的双重心力，也能在自体感中涵容冲突性客体关系 |

第 4 章

# DPHP 的策略和治疗设置

本章介绍高水平人格病症的心理动力学疗法（DPHP）的策略，描述治疗框架。"治疗策略"指的是治疗的长期目标，以及位于治疗背后的基本技术原理。**策略**决定了治疗师使用何种治疗方法帮助患者逐渐整合冲突性客体关系。DPHP 的治疗策略牢固地内嵌在我们之前介绍的心理和无意识冲突模型中。**技巧**体现了治疗的策略。在每个小时的治疗中，技巧会引导治疗师决定是否干预；而**技术**则是在整个治疗过程中，治疗师构思、运用干预的一贯方式。DPHP 的策略、技巧和技术共同决定了心理治疗技术的理论。

DPHP 的治疗设置让治疗师和患者能够实施治疗策略。心理治疗设置提供了一种背景。在此背景下，我们可以把技术理论转变成实际治疗。在 DPHP 中，心理治疗设置为治疗创造了稳定的、可预期的环境，同时促生了一种安全的气氛。在本章的第二部分，我们讨论治疗设置和"治疗框架"。治疗框架确定了治疗的必备条件以及患者和治疗师各自的角色。治疗框架也涵容着心理治疗关系（心理治疗关系是治疗必备的工具）。我们会讨论治疗框架和心理治疗关系的功能、特点，也会介绍治疗联盟，它是患者与治疗师之间关系的一个方面，在所有形式的心理治疗中都起着核心作用。

## 总览策略

患者的防御操作中的某些方面，导致了其症状和适应不良的人格特质。DPHP 的首要目标便是给这些方面带来更多的灵活性。要完成这一目标，首先，我们必须帮助患者在意识中容忍自己觉察到与主诉有关的、被压抑和解离的客体关系；然后，我们要帮助患者把这些冲突性客体关系同化进他的主要自体感中，使它们成为主观体验的一部分。

在 DPHP 中我们使用的策略是探索治疗中活现的客体关系。我们首先探索被防御性激活的客体关系，然后转向被防御的客体关系——它们更具有威胁性，情绪负荷度更高。在此过程中，患者主诉背后的冲突性客体关系会被带进意识之中，内含在冲突性自体和客体表征中的冲突也可以得到探索、诠释和修通。

冲突性客体关系往往会在患者当前的人际关系中被激活、活现。因此，当 DPHP 治疗师倾听患者时，他通常能在任意特定会谈里识别出一种或两种明显的关系模式。这些关系模式可以活现在患者对自己与他人互动的描述中，也可以活现在患者与治疗师的互动中。识别出会谈中主要的客体关系后，治疗师会对其进行描述并帮助患者探索其中内含的冲突。随着反复活现、探索和诠释冲突，与这些冲突有关的客体关系会得到修通，其整合度会变得更高，威胁度也会变得更低。于是，它们便能够被同化进患者的主要自体体验中。

当治疗师探索患者的客体关系中内含的冲突时，他会始终牢记治疗目标。在 DPHP 中，我们会关注患者的冲突与治疗目标之间的联系，处理功能运作不良的局部区域中的人格刻板，不去干扰功能运作相对完好的区域。

当治疗师做出诠释时，他会关注活现的冲突性客体关系与患者的目标之间的联系。我们可以依据四个连续的任务来理解 DPHP 中使用的策略（表 4-1）。接下来，我们会讨论这四个连续的任务。

表 4-1 高水平人格病症的心理动力学治疗的策略

| 策略 1 | 识别主要的客体关系 |
|---|---|
| 策略 2 | 探索、诠释主要客体关系中内含的冲突和防御 |
| 策略 3 | 关注治疗目标 |
| 策略 4 | 修通已经识别出来的冲突：把冲突性客体关系整合进患者有意识的自体体验中 |

# 策略 1：识别主要的客体关系

DPHP 的第一个策略是，识别会谈中活跃着的、自体和客体的主要表征。虽然我们很想把心理表征视为具体存在，但要记住，事实并非如此。恰恰相反，心理表征和内在客体关系是个体的一种习惯性模式，体现了个体如何组织对自身及内在和外在现实的体验。内在客体关系不能被直接观察。在任意特定时刻，如果我们想了解活跃着的自体和客体表征，我们只能先观察其如何塑造患者的思维、感受和行为（尤其是患者与他人互动时的体验），然后再以此推断其性质。在 DPHP 中，我们会基于患者的言语和非言语交流，推断其内在客体世界。当我们努力识别当前主要的自体和客体表征时，我们会特别注意患者如何描述人际互动，寻找在患者与他人的互动中激活的关系模式，其中也包括其与治疗师的互动。

## 第一步：识别主要客体关系

当 DPHP 治疗师倾听患者、与患者互动时，他会就目前活现的内在客体关系构建假设。此时，治疗师可以切实地想象两人互动的意象，他们每人都在其中扮演着特定的角色。这种做法很有益。通常，患者会主要认同冲突性关系模式中的某个特定角色。有些时候，患者对关系模式两端（在三元关系模式中是三端）的认同可能会十分接近意识层面。但是，这种灵活性更常见于治疗后期，或者是某个特定冲突得到了一定程度的修通后。

在 DPHP 中，我们希望尽可能具体、准确地描述患者的心理表征。为了准确识别当前活跃着的自体和客体表征，治疗师需要获得患者的大量信息。这些信息关乎患者当下的感受、愿望和恐惧及其目前对治疗和治疗师的体验与预期。治疗师会通过以下几种方法来获取这些信息：仔细倾听患者所说的话，观察患者与治疗师之间的非言语互动，在会谈中谨慎留意自己对患者的反应。这些信息可以与治疗师之前对患者的了解整合到一起，其中包括患者的主诉和成长史。

当治疗师感受到某一特定的客体关系开始成为焦点时，他会让患者进一步详细描述其正在讲述的人或互动。如果治疗师还有不清楚的地方，会将之告诉患者，让患者帮他搞懂自己不理解的地方。如果成为焦点的客体关系活现在与治疗师的互动中，治疗师可以探索患者对他们之间互动的体验的性质。随着特定的客体关系逐渐成为焦点，治疗师会反过来给患者描述一些人物形象，它们好像能够概括活现的表征的特点。通过这种做法，治疗师可以确认自己是否对患者想要交流的内容有了准确的理解，这常常有所助益。

## 临床范例：识别主要客体关系

有一位34岁的职业女性，她深受朋友和同事喜爱，也渴望拥有婚姻和孩子。她前来治疗时的主诉为对自己恋爱生活的不满。从两年前开始，这名患者就一直迷恋一位男性同事。他经常待在她身边，与她调情，却丝毫不想把她当作真正的爱人。患者知道这段关系对自己没有好处，而且很可能不会有结果，但她就是难以放下。朋友们劝她放弃，可是，她无法听从他们的建议。也有其他男性接近过她，但她觉得他们都毫无趣味。

患者在朋友的催促下前来治疗。到现在，她已经接受了几个月的治疗了。在目前的会谈中，她大部分时间都在讲述前一天与同事的约会。然后，她说，尽管她还是很想和他在一起，但她渐渐发现自己不能尽情享受与他在一起的时光了。她十分清楚，他没有给她全部的关注和情感。她觉得，虽然他还有余力可以付出更多，但他绝不会为她再付出了。

> 接着，患者意识到，她开始觉得这位男士主动与她保持距离、有
> 所保留。有时，她甚至怀疑他是故意这么做的。治疗师一边倾听，一
> 边注意到患者声音里的沮丧。治疗师在心中识别出患者对其同事的体
> 验。这种体验正如同患者刚刚所描述的那样，也和会谈中激活的主要
> 客体关系是一致的。

## 第二步：命名角色

一旦治疗师对活现的客体关系有了看法，便会把自己的感觉告诉患者。这么做的最佳时机通常是当患者在某节会谈中反复提及某个特定的客体关系或主题时；或者当某个特定客体关系以各式各样的变体出现时；或者当治疗师注意到患者言语交流中的主要关系模式同时活现在患者与治疗师的互动中时。

至于何时干预，治疗师需要注意患者的情绪状态。当治疗师正在命名某个互动时，如果患者感到自己的情绪卷入该互动的某些方面，这时便是描述特定客体关系的最有效时机。这一规则的主要例外情况是，在情绪高峰（peak affective intensity）时刻"命名角色"通常是不恰当的。如果某一客体关系变得清晰，患者却处在极端的情绪状态下，我们会建议治疗师先等到患者较为平静时，再尝试阐明正在活现的深层自体及客体表征。这是因为极端的情绪状态常会折损自体反思的能力。当患者不再觉得"汹涌澎湃"时，治疗师再描述患者强烈情绪体验背后的客体关系，患者会以更开放的心态听取。

在命名特定关系模式中的"角色"时，治疗师的立场应当是不偏不倚的。治疗师的目的在于接纳患者体验的所有方面，传达既不批判也不赞成的态度。即使某个特定角色在客观上是令人厌恶或喜欢的，治疗师也应保持中立的立场。例如，在上述范例中，在处理受挫的患者自体和疏远的男性客体这一关系模式时，治疗师会描述两个角色的特点，而且不暗示这位男士是糟糕的，或者患者应当被称赞或怜惜。在命名角色时，治疗师也是非独断的。治疗师呈现的只是假设，需要根

据患者的反馈来检验、修缮，而不是患者必须接受的事实。本着这样的精神，治疗师会告诉患者他得出假设的思考过程。这常常是有帮助的。

为患者描述某一客体关系时，治疗师应当寻找特定的、能针对性地体现角色特点和角色之间发生的事情的细节，并且将其呈现在自己的描述中。就这点而言，使用患者自身的语言是大有裨益的。这样可以使自体和客体表征栩栩如生、充满情感。为了解释这种做法，让我们回顾之前谈论的会谈。在会谈中，患者描述其难以享受与那位男性朋友在一起的时光。

## 临床范例：命名角色

在倾听了患者，澄清了前一天晚上她的感受并探索了她对那晚发生的事情的反思后，治疗师开始尝试描述角色。例如，治疗师也许会对患者说："对于跟这位男性的互动，你好像有一种特殊的体验。听上去，你开始觉得他故意不对你付出全部，甚至似乎想要故意挫败你，尽管这也许不是他的真实意图。这么说能准确描述你的感受吗？"

如果这种印象被证明是正确的，治疗师可能会接着命名角色。治疗师也许会向患者指出："你的心中似乎有两个特定形象。他们的互动是：其中一人在等待对她来说重要的人的爱和关注；但另一个人对她而言不仅并非触手可及，甚至还在暗中意识到自己对她的疏远和挫败。"

## 第三步：注意患者的反应

对当前活跃着的客体关系提出特定假设后，治疗师会密切注意患者的反应。在倾听患者的回应时，治疗师较少关注患者是否同意，而更关心患者随后的联想和行为。治疗师可以倾听接下来的材料，因为它们体现了患者对治疗师干预的反应。治疗师如果在此过程中认识到自己的推测有失偏颇，那他应当勇于承认这一点，在比较正确的感觉出现时，提出修正后的印象。

正确描述主要客体关系，可能会带来一定的进展。有时，患者会带着信服的情绪承认治疗师的描述。患者或许会自发地描述表现出同种关系模式的其他互动，也可能联想起与治疗师描述的客体关系相关的材料或回忆。这也许能给正在讨论的客体关系增添新的内容。例如，之前那位具有关系问题的患者可能会自发联想起孩童时期与兄弟姐妹之间令人受挫的互动模式；或者，她也可能想起关于母亲忽视孩子的文章。这些都暗示着，她与那位男性朋友之间令人受挫的关系被连接到了亲子间互动的表象上。

有时候，患者会与治疗师活现其主要的客体关系，以此回应治疗师的正确描述。我们之前讲述的患者也许会抱怨：身处在这样的治疗中真是令她沮丧，她只能从治疗师那里得到如此少的反馈和引导。

还有些时候，患者同样会联想起被描述的客体关系，却逆转了角色。这时，患者也许会说，有人曾指责她的行为是疏远或令人受挫的。她也可能联想起令自己羞愧的童年回忆，她欺负家里的宠物。或者，患者会面向治疗师逆转角色。例如，忽视治疗师的干预，或者以一种戏谑的口吻说，她心里还有没说出来的东西。有时，正确的描述会突然激活另一种不同的客体关系，这种客体关系反映了当前冲突的其他方面。例如，自体和客体的其他表象，这些表象更靠近被防御的冲动，或者体现出推动防御的焦虑。

## 策略 2：观察、诠释主要客体关系中内含的冲突

我们已经指出，DPHP 的第一个策略是识别、描述、探索患者言语和非言语交流中主要的客体关系。治疗师的下一个策略是：提出有关患者心理冲突的假设，这些冲突内含在已经被描述、被探索的客体关系中。然后，治疗师会以诠释的形式告诉患者这一假设。

在高水平人格病症中，一些内在客体关系会与冲突性动机（如愿望、需要或恐惧等）联系在一起。它们通常位于患者的觉察之外，而且往往这种状态会稳定

地保持。患者的防御组织同样是十分稳定的。防御组织涉及活现某特定结构中的特定客体关系群集，并且在意识中体验它们。因此，通常情况下，患者会活现防御性内在客体关系。与此同时，患者也会基本觉察不到冲突性动机和与之有关的客体关系，直到它们在治疗中被激活、被探索。

正如我们所说的，用内在客体关系防御心理冲突的方式是多种多样的。其一，活现比较能接受的客体关系，可以被防御性地用来压抑底层的冲突性动机。其二，在某些内在客体关系中，威胁性的需要、愿望或恐惧会从自体中被解离出来并被归于客体表征。以这种方式活现客体关系，可以作为折中形成，以此应对威胁性冲动。其三，活现从主要自体体验中分裂或解离出去的冲突性客体关系，能够在表达冲突性动机的同时，回避与底层冲突有关的焦虑。

让我们回到那个有关系问题的患者的案例上，其接近意识的、被反复活现的客体关系是依赖的、充满爱意的自体和不可靠的、疏远的客体，与之联系的情绪是沮丧。这一关系模式的活现，支持了对底层客体关系的压抑。底层客体关系更具有威胁性，更紧密关联着深层的、带有俄狄浦斯色彩的色欲渴望。活现依赖的自体和疏远的客体这一关系模式也是一种折中形成，可以用来应对患者自身的那些挫败、疏远更弱小的人的冲动。最后，活现依赖的自体和疏远的客体这一关系模式，同时把这些客体关系从主要自体体验中解离出去，否认其重要性，这种做法使患者既能表达挫败他人、疏远他人的动机，又能够避开冲突。

## 第一步：识别、探索防御性内在客体关系

探索冲突的第一步是识别、描述和探索会谈中呈现的主要客体关系。此过程始于上文谈到的命名角色。在之前的范例中，治疗师会帮助患者领悟到，她正在反复活现一种场景：感觉自己是依赖、渴求、充满爱意的孩子，面对着不可靠、疏远的客体。这导致了长期的受挫感。在患者的人际关系，或许还有与治疗师的关系中，我们会识别、探索防御性活现，患者会随之认识到，防御性活现也有防御功能。也就是说，患者会领悟到，她反复建造着上述场景，不论是在幻想中还

是在现实中。

当防御性客体关系活现在患者的人际关系和移情中时，识别、探索这些客体关系会缓慢地改变患者对防御性活现的态度。首先，患者会觉察到以前没有注意到的行为。然后，他会意识到，**他主动参与了制造自己反复陷入的人际关系状态**。回到上面的患者身上，她会领悟到依赖和受挫不是"降临到"自己身上的，而是她反复主动参与创造的人际体验。

一旦患者领悟到，他正主动地（尽管是不自觉地）、自动地把自己放置在特定的情境中。这通常会引起患者的好奇：自己这样做的动机是什么？当患者领悟到，他的特定感受源于他重复的行为方式时，治疗师会提出问题：为什么患者要选择这样做？回到我们的临床范例上，治疗师会帮助患者思考，为什么她会在没有察觉又无法控制的情况下，选择把自己置身于如此长期的沮丧中。

识别、探索特定防御性客体关系群的效果是，患者会好奇自己为什么这样做。她也会领悟到，自己的行为受意识觉察之外的动机驱使。同时，对于患者来说，防御性关系模式的活现会变得更可见（例如，变得"自我不协调"）。在保护患者免于察觉被防御的焦虑和动机方面，它也变得不那么有效了。

## 第二步：识别、探索冲突性客体关系

随着患者的防御对患者来说变得更加可见且刻板程度更低，在把底层冲突彻底排除出患者的意识觉察方面，它们也就变得不那么有效了。这时，另一些关系模式会开始出现在患者的言语和非言语交流中，它们是被防御的焦虑和冲突的衍生物。这使我们能够识别、探索先前被压抑或解离的客体关系。通常，与防御性激活的客体关系相比，被防御的客体关系更接近冲突性动机的表达，甚至与它们直接关联。被防御的客体关系群集关联着特定的需要、恐惧或愿望，在识别、描述这些客体关系群集的过程中，治疗师会开始对患者核心冲突的性质形成假设，然后以初步诠释的形式把该假设告诉患者。

## 临床范例：识别、探索冲突性客体关系

治疗师和患者用几次会谈探索了患者把自己置于依赖和受挫中的倾向。然后，患者告诉治疗师，一名新的男性想和她约会，他是她的长期仰慕者。治疗师注意到，当患者谈论这位男性和他的邀请时，她的口气是漫不经心又轻蔑的。在患者对其仰慕者的态度中，治疗师发现，之前探索过的关系模式又一次活现了，但角色是逆转的。

治疗师向患者指出这一点，描述了这样的关系模式：当患者面对她认为仰慕自己的人时，会把这个人体验为"有渴求的"，同时被激发、表现出疏远、令人受挫的态度。于是，患者领悟到了一种长期的模式：在无意中，她安静又礼貌地令她的仰慕者们望尘莫及，让他们因为她的毫无兴趣而感到被冷落和受挫。在此之前，患者曾隐约觉察到这一点，却从来没有认真地思考过。看起来，这与她对自己的整体看法毫无关系。在治疗中，治疗师和患者探索了患者与男性互动时的这个方面。他们把以下两种感受联系到了一起：（1）当获得男性的关注时，患者经常体验到自我批评和心境低落；（2）患者想要挫败、疏远那些她认为需要她的人。她对自身的这种冲动感到不舒服。

通常，随着患者修通特定冲突群集中较易接触的方面，那些被压抑得更深的其他方面会被激活，出现在资料中。例如，我们之前描述的患者开始修通自己那些想挫败她认为比自己弱小的人的冲突性动机。当她更能容忍这些动机时，她开始觉察到焦虑和内疚。当患者感到自己有性吸引力时，她就会体验到这些焦虑和内疚。最终证实她的焦虑和内疚关联着无法接受的愿望，即希望借助自己的性吸引力而感到自己强大。

这时，治疗师指出，患者通过把她自己体验为被挫败的或令人受挫的，从而避免了某些焦虑。当患者即将把自己感受为对那些她渴望的男性来说具有性吸引力时，她就会产生这些焦虑。对这些焦虑的探索揭示了不被接纳的无意识愿望和

幻想，即从强大的男人那里得到性关注和仰慕，同时排挤、战胜那些不够性感的女性。在这里，冲动性内在客体关系涉及一种三角情境：性吸引力强的自体，为从强大的男性那里得到注意而高兴，同时又排挤、羞辱不够性感的女性。当患者前来治疗时，她把自己感受为充满爱意的、受挫的孩童，以此防御极具冲突性的客体关系的活现。这种客体关系密切关联着性欲的、竞争性的、施虐性的俄狄浦斯冲动。

有些内在客体关系与无意识愿望、需要和恐惧的表达联系在一起。它们是高度情绪负荷的，其牵涉到的表征对患者来说也极具威胁性。除非我们在治疗中揭露、探索了这些内在客体关系和有关幻想，否则，它们就会一直处在患者的觉察之外，使患者基本觉察不到它们。DPHP 治疗师的工作便是以技术性中立的态度描述、探索这些威胁性的客体关系和情绪状态，同时理解与它们的表达有关的焦虑、恐惧、内疚、失落或羞愧感。治疗师的这一立场会帮助患者忍受并涵容令人痛苦的觉察，即觉察到其内心生活中带有情绪威胁的方面。在此之前，这些方面曾被排除在有意识的自体体验之外。

## 策略 3：聚焦于治疗目标

正如我们之前所说的，DPHP 是围绕着具体的治疗目标组织起来的。治疗目标是初诊过程中建立并得到双方认可的。与精神分析相比，我们限制了 DPHP 的治疗目标，也借此修改了精神分析的标准技术。于是，我们能够成功进行比精神分析更短期、更松散的治疗，但是，我们的治疗只针对具体的运作区域。精神分析会全面探索患者的内心和冲突，而 DPHP 探索的则是患者的核心冲突，重视核心冲突与患者主诉和治疗目标之间的关系。精神分析治疗会大范围整合冲突性客体关系，它们是造成人格刻板的原因，而 DPHP 只整合局部功能运作区域中的冲突性客体关系。因此，当治疗师探索主要客体关系时，他会始终关注患者的当前现实、主诉和治疗目标。

## 强调核心冲突与治疗目标之间的关系

每位患者都有其核心的或主要的冲突，它们会活现在治疗中。这些冲突在许多功能运作区域影响着患者——在某些区域的影响十分强大，在其他区域的影响则极其微弱。在 DPHP 中，当特定的冲突成为焦点时，治疗师会忖度："这些关系模式与患者的主诉和治疗目标有什么关系？"与患者一同探索冲突时，治疗师会强调该冲突和患者的人格刻板之间的关系，但只限于治疗目标所规定的区域内。这种做法能够深化患者理解迫使其前来治疗的问题，也能够修通位于主诉背后的焦虑。为此，治疗师只以治疗性态度聚焦于患者特别关注的功能运作区域，而不去探索其比较完好的功能运作区域。

让我们回顾那位处于令人挫败的关系中的患者。为了聚焦于治疗目标，治疗师会强调"在治疗中激活的客体关系"和"患者难以与合适的人建立亲密关系"两者之间的联系。另外，在工作中，患者有着与成功相关的竞争性冲突，也有过度要求自己的倾向。治疗师本可以轻松、准确地把同样的客体关系联系到上述两个问题上，然而，在探索主要客体关系及其内含的冲突时，治疗师要持续重视患者在亲密关系上的冲突，相对忽略职业成就上的冲突和自我苛求。

重视患者核心冲突与治疗目标之间的联系，这一策略也许是 DPHP 中最需要"临床判断力"的治疗任务。我们整个疗法的核心前提之一便是能够将临床判断背后的原理付诸运作。这里，治疗任务需要的"临床判断力"指的是，能够通过诠释治疗中的主要冲突与治疗目标之间的关系，在适当的时机关注有限的人格刻板区域，并予以恰当强调。

治疗师要"收拢"自己的诠释，这种做法在技术上的含义是什么？在分析特定冲突的过程中，治疗师应该在什么时候引入治疗目标，又该在多大程度上强调主要冲突与治疗目标之间的联系？我们会在第 7 章中深入探讨这些问题。大致而言，是"修通"过程提供了机会，让我们能够聚焦于核心冲突和治疗目标之间的关系。

## 策略 4：修通已经识别的冲突——把冲突性客体关系整合进患者有意识的自体体验之中

DPHP 的最后一个策略是，促进冲突性客体关系同化进患者的主观体验和主要自体感之中。对我们之前谈论的患者来说，该策略意味着以下两点：首先，患者要容忍自己觉察到自己挫败他人、疏远他人的愿望，把这些愿望接纳为自身的一部分，整合进自体感受中，这使她感受到，自己作为一个复杂的人拥有复杂的动机和恐惧；然后，通过类似的方式，患者会开始觉察并容忍自己的性胜利愿望。当她觉察到自己的性胜利愿望，能够更好地整合这些客体关系并把它们同化进自己的主要自体体验中时，她便会自由地享受她所爱慕的男性的仰慕、爱意和性关注。患者的整体自体感是，自己是充满爱意的、得体的。现在，她对俄狄浦斯式胜利的愿望能够被嵌入整体自体感中。于是，这种愿望便可以被表达，被作为性生活的一部分。

### 修通和改变的过程

在 DPHP 中，内在客体关系得到整合并非简单源于诠释和内省，而是源于反复的活现、涵容、探索及诠释——它们满载情绪意义，处理着与表达冲突性客体关系有关的防御和焦虑。这便是**修通**的过程。有些客体关系体现了与表达特定冲突性动机有关的防御和焦虑。在修通过程中，我们必须从多个视角、在多种情境下，活现、探索这些客体关系。这一过程通常会持续几个月，随后是在治疗过程中时断时续的再激活，然后进一步修通同一内在客体关系群集。

在 DPHP 中，我们预计某个特定冲突会在治疗中反复激活、活现。有时，它们似乎停歇了，却又会出现在另外的情境中。每逢此时，治疗师便会探索、诠释那些体现冲突的防御方面的内在客体关系，患者也会开始容忍自己觉察到被防御的底层客体关系。随着时间的推移，当患者和治疗师熟悉了与核心冲突有关的客体关系，患者也逐渐能更好地容忍它们时，我们便可以更轻松、更省时地识别、探索特定冲突。随着治疗的进展，最初需要几周甚至几个月来分析的冲突，后来可以在单次会谈中得到探索和诠释。

容忍对冲突性内在客体关系的觉察，为后续进程铺平了道路，患者将会对自体的冲突性方面负责，哀悼那些与直面心理冲突有关的丧失。这样的成果是，个体能够在意识中容忍自己觉察到冲突性动机和相关焦虑，可以不依靠压抑、解离、投射或否认而灵活应对它们。正是在整个治疗期间反复地活现和修通冲突，同时患者的忍受力和涵容力不断发展，以及他能够对冲突性客体关系和相关焦虑及幻想负责，故最终导致结构性改变。

在修通过程中，治疗师会强调核心冲突与治疗目标之间的关系，而较少关注核心冲突是如何影响其他功能运作区的。另外，在修通过程的某些节点上，我们认为核心冲突的各方面会在移情中得以修通。即使在治疗那些对移情的诠释极度阻抗的患者时，修通过程也总能为我们提供机会，使我们可以把患者的主要冲突与其对治疗师的体验和 / 或行为进行有意义的联系。

## 治疗设置和治疗框架

DPHP 的治疗设置使治疗师和患者能够完成治疗策略。心理治疗设置为治疗提供了稳固、可靠的环境，同时营造一种安全的氛围。**治疗框架**规定了治疗必备的条件。治疗框架设立了治疗中患者与治疗师各自的角色，同时为心理治疗设置建立起稳定、可预测的结构。在治疗开始前，患者和治疗师会共同商定治疗框架。他们在建立治疗框架时达成的共识常被称为**治疗合同**。

正如我们将在第 8 章（"患者评估与鉴别性治疗计划"）中讲述的那样，在开始治疗前，治疗师会进行全面的初始诊断。该过程包括：（1）治疗师做出诊断性评估；（2）告知患者他的诊断印象（diagnostic impressions）；（3）澄清患者的治疗目标；（4）讨论治疗选项（treatment options）。在讨论治疗选项的过程中，治疗师会详细描述 DPHP（我们在第 8 章中详细描述了初诊的流程）。在初诊最后，如果患者决定接受 DPHP，治疗师便会介绍治疗框架、具体安排，以及患者与治疗师各自的角色。

建立治疗框架是治疗开始阶段的一个重要部分。讨论框架可以使患者对治疗产生清晰的预期，清楚自己与治疗师各自的角色，能够带着这些认识开始治疗，遵循那些可以让他实现具体治疗目标的流程。在治疗的初始阶段和治疗过程中，治疗框架和治疗合同发挥着多种作用。维持治疗框架是 DPHP 治疗师和患者双方都必须履行的义务。当出现对治疗框架的扰乱时，分析扰乱的意义会成为会谈中的首要主题。

### DPHP 中治疗框架的作用

在开始治疗前，治疗师会与患者讨论治疗合同。在初诊时介绍治疗框架常常能够发现患者对开始治疗的焦虑。这些焦虑通常会在移情中激活，而且 / 或者会与患者的核心冲突有关。如果患者表现出对 DPHP 的兴趣，却不能或不愿就治疗合同达成一致，则探索患者对治疗框架的担忧能够明确其主诉背后的焦虑。在这种情况下，治疗师若能以巧妙、共情、中立的方式澄清、探索围绕同意治疗框架所激发的恐惧，将有助于稳固治疗联盟，帮助患者涵容其焦虑。通过探索患者就达成治疗框架的不情愿，治疗师可以分辨以下两种患者：（1）对治疗持有矛盾态度的患者，需要帮助他修通对开始 DPHP 的焦虑；（2）鉴于当前的治疗动机水平或生活现状，目前不适合 DPHP 的患者。

### 临床范例：建立治疗框架

有一位 55 岁的女性，在经历了一段漫长而不愉快的婚姻后，最近离婚了。她表现出"关系方面的问题"。一开始，她对 DPHP 是有兴趣的。但是，当她了解到治疗不能一周只进行一次时，她最初的反应是，强烈感到初诊的治疗师建议一周两次会谈是"离谱的"，因为其"不可能"适应自己的日程安排。

> 治疗师没有将患者的反应视为表面现象，而是尽量帮她澄清她对一周安排两次会谈这一建议产生的强烈反应背后所隐藏的想法和感受。治疗师鼓励患者反思为何难以考虑一周两次的治疗，帮助她探索在她的假想中可能会在这样的治疗中发生的事。他们发现，患者认为治疗师会坚持要求患者在治疗师方便的时候前来，而完全不会顾及她的需要。于是，治疗师与患者得以澄清患者有意识的、却未经检验的预期，即为了获得帮助以解决自己的问题，她只能完全服从于权威人物并彻底放弃自己的需要。在本例中，权威人物便是治疗师。因此，治疗师能很轻松地把这种预期与一种关系模式相联系。在患者的婚姻中，这种关系模式也在长期上演着。

在开始治疗前，建立并明确解释治疗框架能够促进治疗联盟的形成（本章稍后将讨论治疗联盟）。描述框架并解释其中某些方面的基本原理（这些方面可能并非不言而喻的），也有助于减少治疗过程的神秘感，调动患者全部的参与积极性。实际上，虽然患者只能做他们被要求做的事，但是，如果患者理解了之所以这样做的基本原理，他们就会做得更好。仔细回顾并解释治疗合同的基本原理能促使患者高效地完成治疗初始阶段的任务（在第9章中讲解"治疗阶段"）。

一旦开始治疗，治疗框架——能够提供一种结构稳定、可靠且可以预见治疗师和患者各自角色的设置——便会发挥其重要作用。这种稳定性和可预见性便是心理治疗设置所提供的安全氛围的一部分。只有当设置在客观上"安全"时，患者才有理由对治疗师敞开心扉，于治疗师在场的情况下，尝试审视自己的内在体验和焦虑。

在治疗过程中，治疗框架提供了稳固的设置和一系列预期。它们引导着治疗，让即使是微妙的、对"例行公事"的偏离都突显出来，让我们能够探寻偏离框架的深意。也就是说，在 DPHP 中，患者与治疗框架和治疗合同之间的关系是双重的。一方面，在治疗师解释后，患者会在意识层面接受治疗合同，接受患者和治疗师在心理治疗关系中各自的任务。但是，另一方面，患者在维持治疗框架方面总会遇到困难。我们的总体观点是，患者越清晰地理解治疗条件以及我们如何构建治疗的基本原理，在治疗开始后我们就会越容易探讨患者想要更改框架的意义。同样，被明确界定的框架能够帮助治疗师识别微妙的反移情，它们表现为希望在某种程度上偏离或修改治疗框架。

维持治疗框架的完整是所有疗法的必备成分。在 DPHP 的治疗中，如果患者或治疗师有意或无意地侵扰了框架的完整性，探索该偏离框架的行为的意义便会成为会谈中的首要主题。

## DPHP 的治疗框架的具体特征

治疗框架规定了治疗的具体安排，以及心理治疗关系中患者和治疗师各自的任务。在治疗开始前，治疗师和患者要讨论的具体安排包括：会谈频率和时长，日程安排和费用支付方式，以及对非常规联络的预期（即在患者与治疗师定期会面之外的联络，不论是电话联络还是实际会面）。

在 DPHP 的治疗中，会谈的频率是一周两次，一次通常持续 45 或 50 分钟，按时开始按时结束。患者和治疗师相向坐在舒适的椅子上。每周会谈通常都被安排在同一天、同一时间。但是，如果需要的话，可以根据患者和治疗师的日程安排予以调整。重要的是，要在治疗开始前建立起安排会谈的规范程序。会谈应当是被提前安排好的，除特殊情况外，不可随心所欲或突然决定。两次会谈之间的电话与接触常常只限于更改时间安排和紧急情况。哪怕发生了紧急的事情，我们也会鼓励患者在会谈中谈论这些事，而不是在会谈之间打电话。

为了统筹安排治疗，每位治疗师都应该建立起规范的安排并在治疗开始前向患者讲解清楚。这些程序包括：如何安排和重新安排会面；如何向患者收费；对付费的预期；如何联系治疗师；患者对于治疗师回电的程序可以有什么样的预期。建立规范程序的合理性在于，当治疗师感到自己将要被诱使更改自己的一贯做法时，他能够迅速注意到这一点。治疗师一方的这种认识，会为利用反移情开辟道路。治疗师可以把反移情用作信息来源，了解当前临床情境中正在发生什么。

除了详细阐述治疗的具体安排，治疗合同也规定了治疗中治疗师和患者各自的任务。在 DPHP 的治疗中，患者的任务是：定期参加会谈；按照治疗开始时治疗师概括的方法统筹安排会谈；在会谈中，尽可能开放、自由地说出脑海里冒出的一切。而治疗师的任务是：坚守治疗开始时双方同意的统筹安排；一旦治疗开始，治疗师便会认真倾听患者；当有机会加深患者对其内心状况的领悟时，治疗师会进行干预。

## 介绍治疗框架及患者和治疗师各自的角色

在介绍治疗框架时，治疗师可以先解释以下内容：如何统筹治疗；对于安排和重新安排会面，患者和治疗师各承担怎样的责任；如何向患者收费；对付费的预期；怎样联系治疗师，治疗师又会如何回电。介绍了框架中的这些具体方面后，治疗师会继续描述治疗会谈中患者和治疗师各自的角色。我们建议，在介绍治疗框架时，治疗师应该引导患者提问：为什么要以治疗师提议的方式建构治疗，这样做的原理是什么，然后对此做出解释。这种做法能在治疗开始时营造合作的氛围。

至于如何介绍治疗中患者与治疗师各自的角色，每位治疗师都应该发展出他自己的办法。例如，治疗师也许可以像下面这样表达。

"让我来解释一下在你的治疗会谈中我们各自的角色。你的角色是有规律地前来会谈。在会谈中，你要尽可能自由、开放地表达，而不必依照事先准备好的计划进行；你要特别注意导致你不能前来治疗的困难。请你尽量切实地说出脑海中浮现出的所有事情。这样做时你可能会遇到的困难，也请你都告诉我。我建议我们以这种方式工作，因为据我所知，这是了解在你觉察之外的、隐藏于你的困难背后的思维和感受的最好办法。"

"有时，你也许会觉得自己在会谈中的想法是不值一提的或令人尴尬的。但即便如此，我也鼓励你说出来。同样，如果你对我有什么疑问或想法，我也鼓励你说出来，即使在正常社交场合它们可能被认为是不该说的。在前来或离开会谈时，你可能会发现自己在想些什么。对这些东西进行探索也是有好处的。同样，探索在两次会谈之间你的梦、白日梦和幻想也是有帮助的。"

"我要求你做的这些并不容易，有时候你会觉得开放的状态令自己不舒服，或者不知道说些什么。这些都是正常的。如果你没有参与过治疗，那么，你也许从来没有尝试过用这种方式和别人交流，更何况还有着明确的目的——更多地了解自己。当你自由、开放地思索和交流时，你会遇到干扰。事实上，治疗的一个重要部分就是理解什么在干扰你，这会帮助我们更好地了解你的心理是如何工作的。"

"当你发现自己有困难时，我会尽己所能帮助你了解阻碍你的是什么。除此之外，我的工作便是专心倾听。当我觉得可以补充些什么，从而帮助你更深入地理解你的困难背后的思维、行为和幻想的模式时，我会告诉你我的想法。你会发现，有时我说得多，有时我又比较沉默。这不是因为我不礼貌，或者想挫败你的好奇心，而是因为我想更好地关注问题背后的思维和感受。最后，我想强调，你在这里和我说的话都是保密的。对于我刚刚说的内容，你有什么疑问吗？"

## 心理治疗关系

在治疗设置的可靠结构中，治疗师与患者会建立起一种特殊的关系或客体关系，我们称之为**心理治疗关系**。与其他关系不同，心理治疗关系是一种独特的、高度专业化的关系。在心理治疗关系中，患者的角色是尽可能开放、完整地交流自己的内心需要，而治疗师则克制自己，不去这样做。治疗师的角色是运用自己的专业技能，扩宽、加深患者的自体觉察，同时对患者的自主权保持尊重，关心患者的健康和幸福。心理治疗关系由治疗师建立，是治疗合同的一部分，也是

DPHP 框架的基本特征。

## DPHP 中心理治疗关系的功能

要想施行本手册中描述的治疗，心理治疗关系是必不可少的背景。正如治疗设置的统筹性方面一样，我们可以认为，心理治疗关系也发挥着双重作用。首要的一点是，它让患者体验到，自己身处其中的关系是高度稳定、可预期且非评判性的，而且在这个关系中被关注的只有自己的需要。心理治疗设置中的这些方面，以及治疗结构稳定、可预期的性质，共同造就了"安全的背景"。安全的背景使患者能够逐步向治疗师敞开自己的心扉，也会促进对患者内心体验各方面的探索，而这些是患者之前无法做到的。

除了为治疗提供稳定、可靠的设置，心理治疗关系也提供了一种"客观的"关系。这种关系不可避免地会被患者的移情和防御操作扭曲。治疗合同会在治疗师与患者之间建立起一种客观的或真实的人际关系——患者需要帮助，想要获得帮助，治疗师则被患者信任为拥有知识和经验、能够提供帮助的人。随着治疗的进展，患者的内在客体关系逐渐展开，这会扭曲患者对治疗关系的体验。而且，这些扭曲通常会面向治疗师活现。也就是说，一旦患者在意识层面接受了治疗关系，把治疗关系作为治疗的条件，他便会开始基于自己的移情和防御操作，微妙地扭曲治疗关系。当这些对心理治疗关系的扭曲在治疗中变得可见时，它们就会成为探索的焦点。

总之，心理治疗关系以及治疗设置的可靠性，共同提供了一种"安全的"设置，让患者的内在客体关系能够在其中展开。它们也提供了一种客观的关系，它们会随着患者内在客体关系的展开而被扭曲。在这些扭曲被识别出来后，毫无疑问，我们会认为这偏离了治疗合同中的患者与治疗师之间的关系背景。因此，治疗刚开始时患者与治疗师之间建立起的真实关系在治疗过程中充当着患者和治疗师共同的参照点。

### DPHP 中心理治疗关系的具体特征

心理治疗关系是由患者和治疗师在治疗中各自的任务界定的。患者的角色是，当他的思维和感受在会谈中浮现出来时，把它们表达出来——讲述进入脑海中的一切，不带审查也不事先准备。治疗师邀请患者以非结构化的方式尽可能自由开放地谈话。因此，虽然治疗有其明确的目标，但是，在具体的 DPHP 会谈中，我们会让患者放下具体的流程，任思绪自由流淌。治疗师可以给予解释，即他邀请患者进行思考和交流的方式不同于日常的社会交谈中运用的方式，也许在一开始这会令人不自在。有时候，患者会发现自己难以自由、开放地交流，此时，治疗师便会尽其所能地提供帮助。

治疗师的角色是专心倾听，尽其所能地帮助患者增加对自身的领悟，尤其是其主诉背后的无意识过程。治疗师也可提前告知患者，与日常的社交关系不同，在 DPHP 中治疗师的角色不包括提供建议或鼓励，或者谈论治疗师自己。治疗师可以这样解释：避免表现出公开的支持性立场是在提升自己的能力，让自己能够帮助患者更好地理解患者自身及其需面对的问题。

## 偏离治疗框架

一方面，在 DPHP 中，治疗师解释治疗合同以及患者和治疗师的任务后，患者会在意识层面接受它们。但另一方面，患者不可避免地会遇到困难，无法完全维持治疗合同。患者会尤其难以遵守治疗合同中分配给患者和治疗师的既定任务。另外，虽然在安排会谈日程、参加会谈和付款方面，高水平人格病症患者通常是可靠的，但是，在 DPHP 中，他们也并不总能按照治疗合同中商定的那样遵循安排。实际上，我们预计，在治疗的一些时间点上，大部分患者都会在某些方面偏离已经商定的框架。

## DPHP 中偏离治疗框架的作用

正如我们所论述的那样，在治疗开始前，DPHP 治疗师需向患者描述清楚治疗框架，这一点很重要。我们强调清晰且详细地解释治疗框架，并不意味着必须刻板地遵守 DPHP 中的特定治疗框架，也不代表我们本身乐于控制患者的行为。DPHP 治疗师解释框架的目的在于创造一种设置。在这种设置中，对框架的偏离可以被看作是有意义的。在 DPHP 里，对治疗框架的偏离将患者的冲突性自体及客体表征以行为的形式带进治疗中。明确规定治疗框架的目的在于凸显那些来自患者或治疗师的对框架的偏离，哪怕该偏离是细微的。偏离框架往往是移情和反移情主题出现在治疗中的最初迹象。

## 偏离治疗框架在 DPHP 中的具体特征

对治疗框架的偏离会以多种形式出现。我们下面提供的例子阐释了患者一方和治疗师一方对商定好的治疗安排的偏离。在每个 DPHP 治疗过程中，对维持患者与治疗师各自角色的微妙、难以察觉的阻抗会此起彼伏。我们在这里指的情况如，与治疗师开放交流的困难（在第 9 章中，针对治疗的开始阶段会对此进行讨论），以及使治疗师偏离他通常的角色，如使治疗师变得更具指导性或支持性（在第 6 章 "DPHP 的技术（2）：干预" 中，针对技术性中立，会对此进行讨论）。

对治疗安排（它们规定了治疗框架）的偏离，会以多种形式出现。常见的有频繁取消会谈（显著降低了会谈频率），习惯性迟到（显著缩短了会谈时长），频繁要求更改时间安排，经常打电话以及拖延付款。患者偶尔迟到、取消会谈或拖延付款是正常的。但如果这些行为是惯有或频繁的，它们可能体现了移情中被激活的客体关系。如果是这种情况，偏离框架应当成为探索的焦点。对治疗师撒谎，试图与治疗师开始社交接触，或者同治疗师进行身体接触，在药物亢奋或醉酒状态下前来会谈，侵犯治疗师的隐私，对治疗框架的这些偏离常见于严重人格障碍的患者，但也偶见于高水平人格病症的患者。

### 临床范例：偏离治疗框架

接受治疗 6 个月后，一名女性患者开始在会谈时迟到几分钟。她把自己的迟到合理化为因工作需要无法按时前来。当她的女性治疗师谈论这名患者的行为并开始探索迟到的意义时，患者停止了迟到。重新按时到达后，坐在治疗师的候诊室等待着治疗师的患者开始觉察到自己的极度渴望——她希望见到治疗师，与治疗师进行躯体接近。在此之前，她通过迟到避免这些感觉。同时，患者觉察到，她害怕治疗师会觉得她的感受令人不快。如果治疗师知道了患者的感受，会因此排斥她。

这时，与治疗师的关系激活的客体关系是一个有需求的、依赖的孩童和一名无反应的、拒绝的父 / 母亲，与此相关的情绪则是羞愧。患者通过迟到防御对这一客体关系的觉察。当治疗师和患者探索她对治疗框架的偏离时，这一客体关系浮现进了患者的意识之中，从而能得以在治疗中进行处理。

另一名治疗师发现自己与某位患者的会谈超时了：在基于流程的、原本商定好的结束时间之后，超出了几分钟。当治疗师注意到自己在做什么并进行反思时，她意识到，患者在以某种方式让治疗师觉得自己给她的还不够。带着这种想法，治疗师觉察到，在描述朋友和家庭成员时，患者总是十分微妙地做出类似的控告，即他们从来没有给过患者她想要的。此时，治疗师得以识别这样的客体关系，即一个受挫的自体与一个疏远的客体互动，这种互动在治疗内外得以活现。

这一范例表明，当治疗师拥有标准程序时（如开始和结束会谈的程序），标准程序可以凸显他对任意特定患者做出不同行为的倾向，哪怕这些倾向很细微。治疗师更改自己一贯工作方式的倾向，是移情–反移情活现的一种形式。治疗师会认识到，自己被诱使或倾向于对某个患者修改自己的常规操作。这种认识为治疗师提供了机会，使他能够反思治疗中活现的客体关系，并最终识别、探索它们。

## 治疗联盟

治疗联盟是一种在治疗师与患者之间建立的工作关系。治疗师担任着如上文所说的角色，而患者一方具有自体观察能力，对治疗师持有现实的期望，接受、利用治疗师的帮助。因此，治疗联盟是建立在治疗师与患者之间的、无冲突的、正向的关系。在多种心理治疗形式中，治疗联盟的质量都与治疗结果息息相关。

高水平人格病症患者普遍能在治疗早期建立起稳定的治疗联盟。在 DPHP 中，治疗框架的结构和可靠性以及治疗师的关注、理解和乐于倾听都有助于促进治疗联盟的发展。对于那些较难建立治疗联盟的患者来说，我们及早识别、探索这类患者对治疗和治疗师的负向感受是有益的。同样，治疗师保持比较主动的立场也会起到一定的作用。（第 9 章中，在谈论治疗的开始阶段时，我们会深入讨论这一过程。）DPHP 治疗师不会提供支持性干预促进治疗联盟的巩固。

治疗联盟是一种现实的、帮助性的关系，但与此同时，它的基础是对可以信赖的照料者的早年移情。因此，治疗联盟中内含的是一种特殊形式的"良性"正向移情，它推动治疗前进，而非阻抗其进展。作为治疗联盟的一部分，这种良性正向移情与患者对治疗师的防御性理想化有所区别，后者被用来避免焦虑，抵挡与治疗师有关的冲突性动机的表达。在 DPHP 中，我们会把理想化移情看作是对底层焦虑的防御，所以，我们会识别、探索、诠释理想化移情。与此相反，我们对治疗联盟背后的良性正向移情则通常不加以处理，而是利用其探索患者的冲突性客体关系。

# 第 5 章

# DPHP 的技术（1）：倾听患者

在本章和下一章中，我们将描述在高水平人格病症的心理动力学治疗（DPHP）中治疗师所采用的心理治疗技术。技术是指治疗师在倾听和干预时常常采用的具体方法。我们在本章中描述的技术，涉及一种特殊形式的倾听——治疗师在自己的个人思绪中运用一些技术，以此方式"听到"患者的言语和非言语交流。在第 6 章中，我们会描述另一种技术——治疗师用这种技术把自己的内部思维转换成言语干预，提供给患者。

## 倾听患者

如果我们阅读某次 DPHP 会谈的记录，我们应该能识别出材料中涉及的任何重要问题和冲突。但是，如果我们看同一次会谈的录像，就很可能会出现其他问题。在 DPHP 中，有些问题是由患者的言语引入的，而另一些问题则会通过非言语交流表现出来。当患者把问题带进会谈时，有些问题是他自己能意识到的，有些问题则是他防御在自己的觉察之外的。在 DPHP 的任意一次特定会谈中，治疗师都会以开放的姿态，尽可能完全接收患者提供的种种交流信息，不论其是言语的或非言语的，也不论其是被患者意识到的还是被患者阻挡在觉察之外的。

在 DPHP 的治疗中，"倾听"患者不仅意味着要听到患者话语中的内容，也意味着要接收到内含在患者行为以及与治疗师关系中的信息（包括患者的语气、肢体语言和面部表情，他对治疗师和治疗的态度，以及其各种交流形式之间的矛盾），还意味着要听到内含在资料中的患者的联想和阻抗。

在 DPHP 的治疗中倾听患者时，治疗师既要确定在患者的言语和非言语交流中活现着哪种具体的关系，也要确定这种关系是在防御什么。为了考虑这些问题，治疗师可以问自己这些问题："患者今天告诉我的事中暗含了什么关系？""她现在与我的互动中暗含着什么关系？""患者做的和说的之间是什么关系？""目前活现的客体关系与上次会谈以及患者生活中最近发生的事件之间有何关系？"与此同时，治疗师也会注意自己对患者的内在反应并对其进行思考："我现在对患者有什么感觉？""患者今天让我有什么感受？"

## 倾听患者的言语交流

### 倾听患者言语交流中的关系模式

在 DPHP 的治疗中，患者的冲突性客体关系往往会被治疗设置和心理治疗关系激活，然后活现在会谈中。通常，我们可以观察到一种或两种关系模式在某次会谈中反复呈现。也许，患者把某种特定客体关系带进治疗中的最常见办法是：在会谈时与治疗师开放交流的过程中，描述某种特定的人际互动。患者通常会描述他参与其中的互动，但有时，患者描述的主要关系模式并不直接涉及他自己。在这两种情况下，治疗师都会假定患者在某种程度上认同了该客体关系中的一方或双方（抑或在三元关系模式的情况下，认同三方）。

### 临床范例：倾听关系模式

一位患者说自己在路上碰到了一个男孩和他的父亲。男孩的父亲在大声批评这个男孩。患者觉得他的语气听起来充满敌意且具有威胁性。男孩好像感到既受伤又害怕。在描述这个场景时，患者表达了自己的感受，说自己想要保护这个孩子。这里活现的关系模式是一个害怕的孩子和一个生气的、挑剔的父亲；一个保护性的父／母亲和一个脆弱的、害怕的孩子。在这件小事中，患者在意识层面认同了一种愿望——希望作为第三方介入、保护这个孩子。

之后，患者描述了一部电影，电影中的母亲反复把孩子暴露在危险的情况下。治疗师又一次听到了这样的关系模式：一个暴露在危险中的、害怕的孩子需要第三方给予其保护，但事实上并没有。在这个版本中，患者的注意力更少集中在街边父子互动事例中活现的客体关系上（他们的客体关系代表着危险），而是更多集中在保护的失败上。在倾听患者时，治疗师清楚地发现，患者对电影和街边父子的描述把相同的客体关系群带进了治疗中。这些关系模式是这次会谈中反复出现的主题。

### 患者在意识中认同的是什么角色

一旦治疗师识别出患者言语交流中呈现的关系模式是其主要的模式，治疗师就开始思考，在任意特定客体关系中，目前患者有意识认同的是哪一方或哪几方。在以上的范例中，患者告诉治疗师，他认同了保护性的父／母亲；患者很可能也会觉察到，自己认同了没能保护孩子的父／母亲；或者，患者已经意识到（或者能比较容易地意识到），自己认同了害怕的、处于危险中的、无人保护的孩子。但是，患者不太可能觉察到的是，他为自身的敌意和施虐而感到焦虑。这种焦虑既体现在男孩父亲的意象中，也体现在电影里孩子所处的潜在危险中。

## 患者将治疗师体验成了什么角色

除了考虑患者认同的是什么角色，治疗师也会问自己："患者在意识和无意识中把治疗师体验成了什么角色？"不论患者是否把治疗师直接联系到其正在描述的客体关系上，治疗师都可以不断思考这个问题，持续关注移情中活现着什么。在倾听患者交流中的关系模式时，治疗师可以问自己："我在其中充当了什么角色？""患者此时如何体验我？""患者此时努力不把我体验成什么？"在之前的范例中，我们会思考："治疗师是否被视为保护性的父／母亲，或者是把患者暴露在危险中的父／母亲，没有很好地保护他？患者是不是正试图避免把治疗师体验为敌意的、可怕的父亲。或者患者正试图避免把治疗师体验为害怕的、脆弱的孩子？"

## 倾听患者的联想

正如我们之前所说的，在 DPHP 的治疗中，患者的角色是以一种非结构化的方式，尽可能自由、开放地谈论治疗会谈中浮现在其脑海里的一切。当患者自由交谈，允许自己的思绪自由流淌时，他会在脑海中相互关联的想法之间自然地穿梭。有时这些关联是意识层面的、明显的，但有时，这些想法之间的关联对他来说并不明显，除非治疗师指出其中的联系。我们把这些关联称为"联想"。在单次治疗会谈的过程中，看上去彼此无关的交流会出现在患者的脑海里，但是，我们能够在这些交流之间找到联系。"联想"指的就是这种联系。我们可以借助患者的联想，更多地了解当前患者内心世界中被激活的内在客体关系。当治疗师倾听时，他总是在思考："在本次会谈中，患者描述的各种关系模式是什么，它们是怎样组合到一起的？"

## 临床范例：倾听患者的联想

一位年轻的职业女性因婚姻问题前来治疗。在参加治疗两个月后的一次会谈中，患者抱怨她的丈夫完全专注于工作。当他回家时，他好像完全注意不到她，也注意不到她准备的美餐。患者觉得他甚至都不关心她是否存在。他只想专注于他的邮件。

在这次会谈的晚些时候，患者讲述了最近的一次家庭聚会。和以前一样，她的母亲只关注她的妹妹，患者觉得自己被忽略了。她母亲似乎完全忘记了患者为策划这个家庭聚会付出的所有努力。治疗师倾听了这两件事，一件与丈夫有关，一件与母亲有关。它们作为联想，被联系到一起，表现了同一个客体关系。基于患者的联想，治疗师向患者指出，在她与丈夫的问题中，她似乎觉得自己是一个被忽视的孩子，分心的母亲过分专注于其他事，所以没有注意到她。而她正在努力讨好母亲，试图得到母亲的注意。虽然患者没有觉察到她对丈夫的感受与她和母亲长期以来的问题之间的联系，但是，当治疗师指出这一点时，她便立刻领会了。

另一名患者则因职业成就受限的问题前来治疗。在某次会谈中，患者无比兴奋地告诉治疗师他得到了自己一直向往的晋升。患者欣喜于自己的好运气，但几分钟后，他又继续说其他事情。治疗师一边倾听，一边意识到患者开始谈及的是一系列不幸。这些不幸发生在他所在乎的人身上。患者说道，他哥哥的孩子病了，他舍友的未婚妻背弃了婚约。然后，患者发现自己在想四年前的某一天。那天，他的妹妹申请入读法律学校却被拒绝了。治疗师继续倾听患者的联想，做出了这样的推测：一个成功的、兴奋的自体与一个被打败的、受伤或不幸的客体之间存在着连接。这一关系模式被关联到与成功有关的悲伤和内疚上。

## "倾听"患者的非言语交流信息

在 DPHP 的会谈中，患者与治疗师始终保持互动，患者总是在说些什么或做些什么，治疗师则一直回应着患者——有时是外显的，有时则是内隐的；有时是言语的，有时则是非言语的。治疗师和患者之间正在进行的互动与双方的情绪反应联系在一起。治疗师想尽可能以开放的姿态接受患者言语或非言语交流对自己的影响，允许患者对自己的内在产生影响。

在此过程中，治疗师会短暂地认同患者的主观体验和患者当前活现的内在客体。然后，治疗师后退一步，反思自己对与患者互动的内在体验。在处理与患者的关系以及与患者互动时，治疗师会在上述两种立场中切换，把自己设置为会谈中的"参与性观察者"。

我们假定，被患者的言行引发的治疗师的内在感受反映了患者的有意识和无意识交流。虽然治疗师对患者交流的内在反应总会体现治疗师的需求，但是，它们也同样体现了患者的需求，以及治疗师对这些需求的反应。牢记这些假设，治疗师会先"倾听"，然后反思：从自己对患者的内在反应中，他能了解到患者的什么？历经相当数量的临床实践和督导后，大部分治疗师都学会了整理自己对患者的反应并把它们作为一种"听到"会谈中呈现的许多问题的途径。治疗师自己作为心理治疗中的患者的经历，能够提升治疗师的能力，使他可以充分利用自己对患者的内在反应。

### 利用反移情

治疗师作为参与性观察者的这一立场，暗示着我们承认治疗师的反移情的重要性。我们对术语**反移情**的用法是广义的，包括了治疗师对患者的所有情绪反应。这种用法的反移情由这几点共同决定：（1）患者对治疗师的移情；（2）患者的生活状况；（3）治疗师对患者的移情；（4）治疗师的生活状况。在 DPHP 的治疗中，我们假定治疗师对患者的情绪反应呈现稳定流动的状态。DPHP 治疗师的工作便是持续监视自己的反移情。

在 DPHP 的治疗中，患者可以用言语交流的、当前其内心体验到的一切都是重要的。与之同样重要的是，患者在治疗师心中诱发的感受。这是因为，患者会采用很多方法保护自己。在 DPHP 的治疗中，患者保护自己的方法之一便是激起治疗师对其的各种态度和感受。例如，害怕色欲这种感受的患者也许会激起治疗师一方的气愤、撤离或厌倦。害怕被批评的患者可能会过度逢迎，或者以治疗师喜欢的方法行事。或者，害怕自己会愤怒的患者也许会引发治疗师的激动情绪甚至愤怒，自己却能保持冷静。害怕自己的色欲渴望的患者也许会以性引诱的方式行事，自己却认识不到这一点。在以上所有情况中，患者都为了减轻自己的焦虑而激发了治疗师的内在反应。

高水平人格病症患者可以用微妙的、恰当的社交方式影响治疗师，最开始，这些方式几乎无法察觉。患者普遍觉察不到自己在做什么，治疗师或许也要花一些时间才能弄清楚。因此，DPHP 治疗师总是仔细关注着自己对患者的反应和行为。他也会努力依据当前治疗中活现的主要客体关系来理解双方。在治疗早期，患者在治疗师心中激起的感受通常是防御性客体关系的表达。治疗越往后，我们越可能看到，患者在治疗师心中激起的感受是被防御的客体关系的更直接的表达。例如，患者在治疗师心中激发愤怒，却意识不到自己的愤怒感。或者，患者以性引诱的方式行事，却认识不到自己的所作所为。当患者被攻击性的、性欲的和依赖的冲突性动机控制时，这种类型的反移情要求治疗师能够容忍对患者的认同。

为了利用反移情，DPHP 治疗师允许患者触动自己的内在，激发自己的情绪和内在表征。这些情绪和内在表征是活现（描绘了治疗的特点）所呈现的稳定流动状态的组成部分。在任意特定的会谈中，DPHP 治疗师常常会暂时认同于治疗中活现的患者的自体表征或客体表征，以此帮助自己更深入地理解患者的冲突。在这样的瞬间，治疗师会允许自己在心中投身于患者内心世界中的某一方面，并与此共情协调。

### 反移情中的一致性和互补性认同

治疗师的反移情可以被分为"反移情中的一致性认同"（concordant identific-ation）或"反移情中的互补性认同"（complementary identification）。反移情中的一致性认同涉及治疗师对患者当前主观情绪体验的认同，也就是说，治疗师认同患者内在客体世界的某些成分，患者目前把这些成分体验为自身的组成部分。如果反移情是一致性的，治疗师的内在体验与患者的内在体验类似。例如，如果患者说："我找不到母亲给我的耳环了，那是我外祖母传下来的。"此时治疗师也许会感到悲伤。这便体现了一致性反移情。在这种情况下，治疗师可能会说："听起来，没法找到外祖母传下来的耳环唤起了你对丧失的感受。"

如果反移情中的认同是互补性的，治疗师所认同的自体或客体表征与患者当前认同的表征是成对出现的——如果患者在意识中认同自体表征，治疗师认同的便是对应的客体表征；如果患者认同客体表征，治疗师认同的便是患者的自体表征。在患者当前的主观体验中，有些方面会被患者体验为从外界指向自己，而不是从自己内部产生。互补性认同通常提供了关于这些方面的信息。回到以上的例子中，患者找不到耳环，当治疗师倾听患者时，也许会有一种想责怪她的感觉。在这种情况下，治疗师可能会说："我想知道，你弄丢了耳环，是否担心母亲会愤怒或者批评你。"或者"我想知道，你是否害怕我会因为你弄丢了母亲给你的耳环而批评你。"

一致性认同的结果是，治疗师认同患者的核心主观体验。这便是我们通常所说的**共情**的来源，治疗师能够把自己的脚"放进患者的鞋子里"，设身处地去感受患者意识中的体验。相反，在互补性认同的情况下，治疗师认同患者的客体。因此，互补性认同中治疗师所共情的是患者的体验中目前被解离、压抑或投射的方面。所以，治疗师完整的共情既包括共情患者的主观体验，也包括共情患者无法容忍的体验。我们对治疗师共情的这种看法，拓展了通常所说的社会意义上的共情。

### 反移情也许会反映治疗师的需求和冲突

反移情的来源有以下几种：患者对治疗师的移情，患者的生活状况，治疗师对患者的移情以及治疗师的生活状况。因此，当 DPHP 治疗师监控自己对患者的反应时，他也对探索自己反应的来源保持开放的态度。具体来说，治疗师会一直问自己：我对患者的反应在多大程度上提供了关于患者内心世界的信息；与之相比，又在多大程度上更多地体现了我目前的需求和冲突。当患者评论治疗师的行为时，保持这样的开放性会显得尤其重要。

例如，并不少见的是，患者会做出类似这样的评论："我能看出来你生气了。"或者"你今天看起来很累。"在这些时刻，重要的是，治疗师要考虑患者的知觉可能代表着什么。它可能既表示了治疗师当前的情绪状态，也表示了患者当前的情绪状态，而不是仅仅局限于其中一人。如果患者的观察是准确的，治疗师最好直接承认这一点，同时克制自己，不提供解释和道歉。诚实地承认共享现实（shared reality），能够帮助治疗师维持与患者之间的现实性治疗联盟（realistic treatment alliance）。然而，在承认了共享现实后，治疗师应该帮助患者探索他与治疗师互动时的体验。

例如，如果患者注意到治疗师在会谈中犯困了，而且对此做了评论，治疗师也许可以这样回应："你说得对，我确实感到很困。你是怎么想的呢，我犯困了对你来说意味着什么呢？"治疗师不带防御地进行干预并不容易，而且，在一方见诸行动时这样处理也需要高度的职业责任感和诚实的态度。除了承认患者知觉的准确性，我们通常不推荐治疗师一方做更深入的自我暴露。

## 涵容反移情

在 DPHP 中，治疗师在反移情中的许多一致性认同和互补性认同都是短暂的，而且受制于治疗师一方的反思。治疗师先允许自己在内心回应患者，然后转移到观察者的位置。作为第三方，治疗师从这一有利视角观察自己心中被激活的客体关系，这些客体关系对应着他与患者之间的互动。这便是"三角化"（triangulation）过程，它使治疗师能够利用反移情，更深入地理解当前治疗中的主要客体关系。以这种方式三角化的能力，是我们所说涵容的基石。

涵容是一个复杂的过程，我们可以认为它是遵循一定步骤发生的。但是，在实际情况中，我们说的步骤也许会彼此叠加在一起。在最广泛的意义层面上，涵容指的是思考和自体反思的能力，个体能够以此调整心理内容，尤其是高度情绪负荷的心理内容。涵容意味着能够完整地体验情绪而不被情绪体验控制，也不必立即采取行动；涵容也意味着情绪自由和自体觉察。在心理治疗中，涵容与治疗师和患者的互动总是密切相关。在互动过程中，患者对治疗师的内在产生影响，激发治疗师内心世界中的情绪，激活其内心世界中自体和客体表征。

接着，"涵容的"治疗师会转换到观察者的角色，反思在与患者的互动中，自己内心的什么被激起。最后，治疗师会利用这种体验，推断在患者内心被激活的、在治疗中活现的内在客体关系。在此过程中，治疗师会"涵容"自己内部被患者激起的内心体验，并在某种程度上修正它们。

涵容使治疗师能够利用反移情，把反移情作为一种有价值的信息来源，了解在治疗中当前活现的客体关系。涵容也允许治疗师共情患者的所有部分，共情任意特定冲突的所有方面。涵容要求治疗师既敏感又克制。"涵容的"治疗师必须拥有情绪自由，才能从自己的内心对患者做出回应。同时，治疗师需要克制自己，推迟做出这些回应，直到自己有机会对其进行反思。也就是说，"涵容的"治疗师的内心是敏感的，但是在人际上是保守的，他会用自体观察和反思取代行动和反应。涵容的下一步可能是诠释，但诠释不是必需的。

## 临床范例：利用反移情

患者是一位45岁的单身职业女性，无子女。她花了很长时间谈论与男友共度的精彩周末，主题集中在超凡的性爱、无比的愉悦感、人们的光鲜亮丽和美好的家庭上。随着会谈的进展，患者变得越来越兴奋。她的声调变得刺耳。她大声地谈笑，同时用一种极其活跃的方式讲述着有趣的事。

起初，女性治疗师（比患者年轻几岁）被卷入患者的心境中，感到兴奋，想和患者一起大笑（这便是反移情中一致性认同的例子）。然而，当她继续和患者坐在一起时，她开始感到被贬低和挫败，她发现自己觉得患者拥有她永远不会得到的东西（这便是反移情中互补性认同的例子）。

通过反思自己对患者言语和非言语交流的反应，治疗师识别出这样的客体关系，一个兴奋的、"拥有一切"的人和一个被排除在外、低人一等、感到嫉妒的人。治疗师越想越惊觉自己的被贬低感是多么强烈。她想起之前患者知道她结婚了且有孩子之后的嫉妒感。

治疗师反思着会谈中被激活的东西及其被激活的原因。伴随着反思，治疗师发现，面对患者躁狂的状态，她感到越来越冷静，而且能够共情患者兴奋背后所隐藏的痛苦感受。随着会谈的持续，患者也开始稍微冷静下来，变得更有自体反思能力。

## 涵容的失败

反移情可以是理解患者内心世界的媒介，但也可以成为限制甚至破坏疗愈过程的方式。治疗师涵容反移情的能力区分了这两种不同形式的反移情。另外，有些时候，治疗师在反移情中涵容患者的情绪，其本身可能就是一种疗愈性干预。相反，如果治疗师长期无法涵容特定的反移情，甚至不能反思涵容的失败，反移情便会限制治疗师理解患者内心状况的能力。

尤其是那些微妙的、慢性的反移情活现，它们常常表现为治疗师对患者长期持有某种特定的态度或感受。这种反移情活现可能是治疗师难以诊断出的。常见的例子是，我们会以一些特殊的方式看待患者，如把他们看成格外有需求的、脆弱的或极度渴求的。这种类型的慢性反移情，对治疗师而言通常是自我协调的，对患者而言也同样如此。因此，慢性反移情反应可能会活现很长时间，但治疗师却注意不到。未经自省的反移情，无论其是迅捷的还是慢性的，都会给治疗师制造盲点，使其难以理解或共情在患者的意识和无意识体验中的特定方面。

## 临床范例：涵容失败

让我们回到之前讨论的那位 45 岁的单身女性的例子上。在治疗师的感受中，患者一开始激活的是兴奋感，然后是被贬低感。如果治疗师没能涵容自己对患者的反应，她也许会和患者一样躁狂、兴奋，认同患者意识中的自体表征，否认被分裂出去的、令人痛苦的客体关系。在这种情况下，治疗师会与患者的防御合谋，避免意识到底层的客体关系。或者，治疗师也许会迷失在自己的嫉妒和挫败感中，以至于暂时无法运用其能力，使其不能很好地反思这些内容：面对患者，自己有怎样的感觉，为什么会有这样的感觉。这会给治疗师留下盲区，使她不能共情患者深层的嫉妒和自卑感，也可能使治疗师把关注从患者身上撤回。

我们也可以用这名患者和治疗师的范例来示范慢性反移情反应的涵容失败。我们现在进一步假设，这名患者十分令人钦佩。她在工作中非常成功，经常备受瞩目，并且她还位高权重。更优秀的是，她身材曼妙，还总是衣着优雅。治疗师很仰慕患者的成就，也很钦佩她展现出来的吸引力。直到患者前来治疗将近一年时，治疗师才醒悟，她对患者的仰慕微妙地限制了她的能力，使她不能完整地共情患者感到自己渺小的、被忽略的、悲伤的那部分。对于比较微妙的、慢性的反移情反应来说，典型的情况是，治疗师对患者的一贯态度活现了某种客体关系，这种客体关系对患者和治疗师来说都是熟悉的、自我协调的。因此，治疗师的态度很容易被长时间忽略。

尽管治疗师的态度是完全处于意识层面的，但它没有得到彻底的了解或探索。直到治疗深入下去，患者开始揭开自己慢性的、深层的悲伤和孤独感后，治疗师才充分领悟到：她对患者的态度影响了她共情患者内心状况的能力。

### 容忍不确定性

要想倾听、听懂患者，DPHP 治疗师必须能够容忍不确定性。在某次、某几次或一系列会谈中，治疗中哪个议题是主要的，在反移情中发生着什么，这些问题都可能是不清晰的。事物的明晰化需要时间。我们可以预料，在大多数时间里，治疗师一方都会有某种程度的不确定性。

不确定的感觉会促生焦虑。尤其是那些经验较少的治疗师，他们可能会认为有经验的治疗师能够更清晰地理解正在发生的事。治疗师应当尽可能涵容这种可预期的焦虑。为此，可采取的有效方式之一是提醒自己：期待自己总能理解正在发生的事，是一种不合理的要求。同时，治疗师需要思考，是否在患者内心或在反移情中有什么东西在发生，这令治疗师格外焦虑，所以想"知道"正在发生的事。更好的办法是等待、观察不确定中会出现什么，同时思考会谈中体验到的不确定和混乱是否有特殊意义，而不是过早提出猜想，试图驱除不确定性和焦虑。有时，治疗师可以向患者坦承自己还不清楚正在发生的事，假以时日，更清晰的理解会逐渐出现。这是没有关系的。

如果治疗师很少有不确定性，这很可能反映出他对正在发生的事持既定看法，同时在运用这种看法理解治疗中呈现的内容。当倾听患者所说的东西时，他会把它解读成自己预期的样子。如果治疗师不能容忍不确定性，而是倾向于把患者的交流看成在证实自己"已经知道的事情"，那么，这种做法便是反移情见诸行动的一种形式，虽然这比较微妙。这种情况常常与治疗师一方过度忠实于理论有关。理论总会无意识地告知我们倾听的结果，在一定程度上控制我们倾听的方向，我们应尽可能保持开放的头脑。

第 6 章

# DPHP 的技术（2）：干预

我们已经描述了在高水平人格病症的心理动力学治疗（DPHP）中，治疗师倾听、理解患者的言语和非言语交流时所运用的技术。倾听后，治疗师会构思如何干预。在 DPHP 中，治疗师的言语性干预涉及分析阻抗和诠释无意识冲突。做出言语性干预时，治疗师会试图从技术性中立的立场来进行。

## 技术性中立

当我们说 DPHP 治疗师保持"技术性中立"时，我们的意思是，治疗师避免使用支持性技术，避免偏袒患者的冲突中的某一方。心理治疗中常用的支持性技术包括：提供建议，教授应对手段，直接干预患者的生活。"不偏袒某一方"意味着治疗师克制自己，不为患者冲突中针对另一方的某一方辩护。

与 DPHP 相反，许多形式的心理动力学疗法会综合使用支持性技术和表达性技术（expressive techniques），治疗师也不维持中立性立场。在这些治疗中，治疗师会参照治疗中任意特定时刻患者的临床需求，以"程度浮动"的方式使用支持性技术。然而，以我们的经验来看，最好是划分支持性心理治疗的技术与探索性心理治疗的技术。当决定采用探索性心理治疗（exploratory psychotherapy）方法时，应该限制使用支持性干预。在 DPHP 中，技术性中立能促进冲突性内在客体关系在治疗中的激活，也能够提升治疗师的能力，使其能够有效地探索、诠释治疗中活现的表达性和防御性关系模式。

### 定义技术性中立

技术性中立是 DPHP 技术的核心，同时也是一个带有疑问的、有争议性的概念。在前面的内容中，我们已经从动力学的角度理解了患者与治疗师之间的复杂互动，以及活现的稳定流动。要想把技术性中立整合进上述动力学理解中，我们就必须灵活地使用这一概念。我们保持技术性中立的大致方法是，治疗师从技术性中立的立场构思自己的言语干预，在与患者的互动中保持克制，监控反移情，同时持续对以下内容进行觉察：在与患者互动的微观过程中，他会或多或少地主动参与进稳定流动的活现中。

从理论的视角看，技术性中立意味着治疗师会保持一种立场，避免偏袒患者内心彼此冲突的动机中的任何一个。治疗师更愿意从多种不同的视角出发，不偏不倚地帮助患者识别、探索患者的冲突，而不是卷入其冲突之中。因为心理冲突是围绕着内在客体关系组织起来的，所以，冲突性动机也关联着患者内心世界中被激活的、自体和客体的冲突性表征。中立意味着治疗师克制自己，不去支持或拒绝这些动机。例如，如果患者抱怨他的上司是多么不公平，中立的治疗师会克制自己，不批评上司，也不向患者指出患者自己有多么不公道，而是会试图澄清患者与上司的互动中活现的客体关系。

技术性中立要求治疗师保持开放，尽可能广泛地包容患者内在的一系列彼此冲突的动机和焦虑，同时保持一种接纳的、不予评价的、毫无偏袒的态度。治疗师会让自己与患者有自体观察能力的那部分结盟，而不是变得卷入或拒绝与患者的冲突性内在客体关系有关的动机或态度。随着时间的推移，这一联盟会帮助患者增强其自体观察能力和自体反思能力。治疗师和患者都想尽可能完全理解患者的内心生活和主观体验。中立的治疗师便会与患者自体观察的那部分就共同目标一起展开工作。

## 技术性中立和社交期望

建立、维持技术性中立的意思是在面对患者的交流和冲突时，DPHP 治疗师会采取并维持一种不同于患者生活中任何其他人的立场。在生活中，听别人谈论问题时，我们通常会这样思考："我怎样才能让这个人感觉好一些？"或者"我如何才能帮他解决这个问题呢？"或者"这人现在做得对吗？"与此相反，中立的治疗师会这样想："我怎样才能最彻底地理解这名患者在说些什么、做些什么？"这种对社交常态的背离可能会让患者感到奇怪或不舒服，尤其是在治疗早期。有时，这也可能会让治疗师不舒服，特别是那些经验不多的治疗师，他们很少与患者一起这样工作。

牢记，向患者推荐 DPHP 是有帮助的。因为治疗师相信：DPHP 是减轻患者痛苦的最有效的方法。如果选择 DPHP 进行治疗，那么，对患者最有利的方式是：治疗师恪守 DPHP 的技术，这样才能给予患者机会，让其从 DPHP 提供的一切中尽可能充分获益。从这个角度看，对治疗师而言，维持技术性中立是关心患者的表现。在某个特定时刻，当 DPHP 治疗师克制自己，不提供患者所渴望的支持和建议时，他会预期——从长远来说中立性立场对患者最有帮助。

## 中立型治疗师与患者之间的互动的特性

术语中立可能会引发这样的担忧：我们建议 DPHP 治疗师对患者采取一种比较冷漠的态度，或者建议他们在担任职业角色时，尝试藏匿自己的人格，采取平淡无趣的立场。毫无疑问，这是不正确的。当我们说到"中立"时，我们指的不是治疗师对待患者的态度，也不是他对待患者的人际行为。"技术性中立"指的是治疗师对待患者内在冲突的态度。

技术性中立并不意味着与患者互动时治疗师毫无反应，也不意味着治疗师对患者的进步无动于衷。DPHP 治疗师应当敏感、真诚、不呆板，也不像机器人一样。他对待患者的态度应该反映出他关心患者及其幸福。中立的治疗师保持着专业的态度，这种态度能够传达温暖和关怀，同时又尊重患者的自主权。同样，虽然 DPHP 治疗师要对患者保持情绪敏感，但是，过度响应或热心的治疗师很可能会侵害患者的自由，使患者无法自由探索治疗中被激活的冲突。这种情况的严重程度不亚于其他可能性。

我们建议的是，治疗师应当是敏感的，但与此同时，他也要节制自己对待患者的态度和行为。如果在治疗中，治疗师习惯性地按照自身需要行事，传达自己的需要，那么 DPHP 是不会有效的。最后，患者能够感觉出治疗师是否真正关心自己的幸福，是否真心承诺为了患者的治疗利益，把自己的需要放到一边。当患者觉得这些不是真的时，治疗对患者来说便不是一个能够探索内心世界的"安全场所"。

## 临床范例：技术性中立

为了解释治疗师如何维持中立立场，我们可以举一个简单的例子。设想有位患者言之凿凿地抱怨他的妻子的挑剔、疏远的性格。这时，患者描述的是一个自体表征和一个客体表征。中立的治疗师不会偏袒患者的自体表征（例如，表达对患者的同情，批评他的妻子），也不会偏袒患者的客体表征（例如，向患者指出，他对妻子不公平、不体贴）；同样也不会与现实需要为伍，告诉患者最好的处理办法是弄清楚谁错了。

中立的治疗师会倾听患者的描述和抱怨并思考以下问题。

- "我想了解患者的内心体验和治疗中活跃着的内在客体关系。此刻，患者的话告诉了我什么？"

- "患者及其妻子在演绎着什么客体关系？"

- "当患者抱怨他的妻子时，他和我在演绎着什么客体关系？"
- "在患者与其妻子之间、患者与我之间的互动中，患者防御的客体关系是什么？"

### 偏离技术性中立

如果偏离技术性中立是慢性的、没有被坦率地探明的，就会妨碍患者的冲突在治疗中完全浮现出来，也使其更不可能在移情中得到修通。实际上，通过持续偏袒特定的自体或客体表征，或者偏袒冲突中防御性的或表达性的方面，治疗师在自己与患者的关系中主动扮演了患者内心世界中的某个角色，或者将患者内心世界中的某个方面予以活现。这种类型的活现往往会抵制诠释，同时也可能妨碍其他客体关系在治疗中浮现。同样，患者的某些部分会急于尽可能有效地满足现实需要，如果治疗师与这些部分结盟，替它们辩护，便可能把患者内心想做其他事的那些部分压下去。

这里，我们举一个偏离技术性中立的例子。假设治疗师主动、习惯性地支持上面的患者，批评他的妻子。这时，治疗师对患者的支持（在此过程中，治疗师也支持了患者的防御）可能会使患者较难觉察到：当他对妻子挑剔时，他自身认同了挑剔、疏远的客体表征，而这种客体表征是他在妻子身上体验到的（角色逆转的一种形式）。这种类型的偏离技术性中立也可能让我们痛失机会，导致患者与其妻子之间的冲突无法在移情中被激活。相反，如果治疗师是中立的，患者便有空间考虑治疗师是否可能也在挑剔他，舍不得向他提供爱和支持。或者，他可能会发现自己正在挑剔治疗师。探索这些问题能够进一步揭露在患者与其妻子之间的冲突中活跃着的内在客体关系以及自体和客体表征。

总之，偏离技术性中立会妨碍患者的所有冲突方面完全浮现到意识中，使其不太可能在移情中得到修通。治疗师一方慢性的、未被注意到的偏离可能会导致治疗僵局。

## 临床范例：在治疗开始时设置中立立场

为了举例说明 DPHP 治疗师如何以及为何在治疗开始时采取中立立场，让我们回顾第 4 章（DPHP 的策略和治疗设置）中讨论过的 34 岁的职业女性。她受困于和男同事那令人沮丧的关系中。当她前来会谈、开始进入治疗时，她明白这段感情对自己没有好处，也很可能毫无结果，但她仍然觉得无法摆脱。她的朋友们鼓励她放弃这段关系，向前看，可她无法遵循朋友的建议。也有其他男性接近她，但她觉得他们索然无趣。

如果一开始治疗师没有维持技术性中立，而是采取了一种支持性的立场，他也许会考虑"我该如何帮助患者摆脱这段关系"，以此来解决患者的问题。如果治疗师采取这种态度，他便赞同了患者想要离开的想法，也赞同了患者已经 34 岁想要结婚和拥有家庭这一现实需要。当这样做时，治疗师会像其他人一样，让患者觉得这名男性只是在伤害她（她知道他不会和自己结婚），继续追求他只会折损她结婚、拥有家庭的可能性。

非中立的治疗师也许能够利用自己的权威，迫使患者结束糟糕的关系。但问题是，这种方法不能给患者提供机会，让其理解为什么她把这段关系看得如此重要，也不能减少其将来创造相同情境的可能性。非中立的或"支持性"的治疗师也许能成功地让患者离开这位男性，却很可能无法帮助患者解决深层的问题。

非中立的治疗师思考的是"我如何帮她脱身"。与此相反，DPHP 治疗师思考的是"我如何理解她坚持留下来这样的事实"。患者与这名男性之间的关系防御着、内含着冲突性客体关系。中立立场会聚焦于尽可能揭示、探索这些冲突性客体关系。当这些冲突得到修通时，患者将获得极大的灵活性和自由。她便能够灵活、自由地选择是否要继续追求这名男性，是否将来要选择其他类型的男性。

　　在治疗初始阶段，中立的 DPHP 治疗师会帮助患者发觉其内在的分歧。她内心中一方面被朋友所支持，想要摆脱这段关系，继续向前；而另一方面却想要追求这名男性，继续为他憔悴。治疗师会帮助患者产生兴趣——想要理解这一冲突，同时克制自己，不逼迫患者离开或留下。当这样做时，治疗师没有在患者的冲突中选择立场，同时也支持了患者的自体观察能力。这会促使患者把恋爱难题背后的冲突性客体关系带进治疗中。

　　反之，当支持性的治疗师谴责患者的这位男同事，鼓励她放弃这段关系时，治疗师是在为患者的某一部分辩护，与患者的这部分并肩对抗她的另一部分。支持性的治疗师没有支持患者的自体观察能力，而是主动帮助压抑、解离了吸引患者到这名男性身边的客体关系。这样也许会迅速减少患者的冲突和焦虑，但最终的代价是，患者将不太可能有机会理解她的恋爱抉择之下的复杂动机。

## 诠释

　　诠释、修通无意识冲突，连同分析阻抗，是 DPHP 中主要的言语性治疗干预。诠释把对冲突性客体关系的觉察带进患者的意识中。这种冲突性客体关系是处于激活状态的，要么被患者无意识地体验着（在患者的觉察之外活现），要么表达在症状中。除此之外，患者会反抗或逃避一些材料，诠释也建立了与这些材料的连接，或者说照亮了它们。

　　诠释的过程始于观察患者言行中的疏漏、分歧和矛盾，随后是明确说出对于这些观察的假设，使观察产生意义。当患者的防御操作活现在治疗中时，分析阻抗涉及探索、诠释这些防御操作。修通则涉及一系列的诠释。在这些诠释中，我们会从多种角度在一段时间内的各种情境下，反复体验、诠释某个特定的冲突。正如之前所说的，在 DPHP 中，诠释是从技术性中立的位置做出的。

### 诠释过程

我们最好把诠释看作一种**过程**。诠释过程的早期步骤通常包括澄清和面质。**澄清**意味着治疗师试图弄清楚患者的主观体验。治疗师和患者会一直关注模糊不清的地方，直到他们都对所说的话有了清晰的理解，或者直到患者因为自己思维中被探明的底层矛盾而感到困惑为止。

除了指明被压抑的心理体验，澄清常具有另一种功能，即让患者注意到自己的主观体验中被解离、否定或否认的成分，尽管这些成分是可以接近意识层面的。当行使这种功能时，澄清会提醒患者关注自己避免注意到或想到的主观体验的各方面。澄清的过程会自然地通向**面质**。面质时，治疗师会把已经被澄清的、相互矛盾的、冲突性的、彼此不符的信息聚拢起来，向患者展示需要进一步探索、理解的材料。在面质中，治疗师会提醒患者注意有冲突和防御的区域，并在此过程中不断集中、加深质问。

我们想说明，**面质**这个词在这里的用法类似于人们所说的"直面痛苦的现实"。"面质"的用法与军事或政治背景下暗含的咄咄逼人不同。这里的面质意味着治疗师巧妙、细心地指出患者言语和非言语交流中值得进一步考虑的方面。面质也许会涉及处理会谈中患者的言语交流与之前会谈中治疗师已经指出的信息之间的矛盾。面质也可能聚焦于患者的言语交流与非言语交流之间的矛盾，如当患者以一种轻松、随意的口吻谈论痛苦的经历时。

**诠释**通常以澄清和面质为基础，紧随在这两者之后。诠释意味着，在以下内容之间建立联系：（1）患者意识层面的、被观察到的行为；（2）患者的思维和感受；（3）可能隐藏在它们背后的无意识因素。事实上，当治疗师进行诠释时，他向患者展示的是无意识的或被解离的心理冲突的相关假设，这种假设也许能够解释患者言语和行为中表面上看起来不合逻辑、适应不良的方面。诠释的目标在于，为患者的体验和行为的某些方面赋予意义，在此过程中使患者更深刻地认识自己的内心生活。"完整"的诠释会描述防御、推动着防御的焦虑，以及底层的、被防御的愿望、需要或恐惧。这三类元素都会被描述为内在客体关系。然而，正如我们所说过的，诠释是一种过程，我们通常会一段一段地做出诠释，让患者有机会逐步将治疗师的干预同化到自己的客体关系中。

## 临床范例：诠释

> 一名已经接受 6 个月治疗的中年商人诉说其生意伙伴骗了自己。对治疗师而言，很明显，患者对其伙伴既批评又愤怒，但患者好像并没有觉察到自己的愤怒感受，也不愿承认。治疗师问患者，对于伙伴的做法，他有什么样的感觉（澄清），但患者坚决不承认自己的负面感受。
>
> 在构思如何诠释这一冲突时，治疗师也许会这样对患者说："我很惊讶，当你诉说自己和生意伙伴的事情时，你没有愤怒或批评。有这样的感受是很正常的，但你却在试图躲避它们。"（面质）然后，治疗师可能会暂停一下，弄清楚患者是否认同这样的看法。如果患者领会到自己明显缺少愤怒，治疗师也许会继续解释患者可能的行为动机。例如，治疗师也许会这样说："有没有可能你害怕负面情绪会让他人疏远你，所以你才回避它？你回避对伙伴的苛责感，是不是因为你担心这会把他推得远远的，甚至会让你们的合作关系结束？"

在诠释中，治疗师先是面质了一个矛盾——愤怒是很正常的，但患者却没有。然后，他继续描述患者的防御动机，这种防御动机被体验为焦虑，患者所呈现的客体关系是：一个批评他人同时又害怕失去爱的自体，一个用撤离来回应批评或愤怒的客体。冲突性动机是患者想要愤怒、批评他人的愿望很大程度上处于意识觉察之外。

当做出诠释时，治疗师会觉察到，初始干预中描述的客体关系也会被用来防御互补性客体关系的活现，也就是说，在同一客体关系中角色逆转（例如，最终我们也许会看到活现的内在客体关系为愤怒的客体连接着撤离的自体）。任何诠释过程的最后一步都要揭示这些联系。但是，因为高水平人格病症中的防御机制具有刻板性，也许要经过很长一段时间，患者才会认同客体表征。[①]

事实上，角色逆转时，在回顾先前的诠释之前，治疗师常常会先继续探索、诠释其他的深层冲突，指出原来的客体关系如何防御这些冲突避免其被激活。但最终，为了让患者成功地把冲突性客体关系整合进意识层面的自体感中，患者需要开始容忍自己对该客体关系两端的认同。通常情况下，按照原先的构思帮助患者修通冲突，同时为患者提供机会，修通其他相关冲突，这种做法可以帮助患者容忍自己觉察到对原先被归于客体表征的内容的认同。

## 由浅入深地诠释

总体而言，构建诠释最巧妙的方法是，先处理防御和患者的防御动机，之后再处理患者正在防御的底层冲突性动机。这种诠释的方法有时被称为"诠释的**动力学原则**"（dynamic principle）。动力学原则指引着治疗师的诠释，先处理用于防御功能的部分，再继续处理被防御的内容。因为用于防御功能的客体关系离意识最近，被防御的客体关系离意识"表面"更远，这种方法有时也被称为"由浅入深"地诠释。

在以上的例子中，治疗师遵循了动力学原则。他的诠释最先指出的是，患者好像在回避负面情绪。治疗师对患者防御性回避背后的动机做出假设并迅速把观察结果与该假设相关联患者害怕表现出负面情绪会使自己被社交孤立。通过这种方法，把患者的防御与其动机联系起来，治疗师降低了让患者觉得治疗师在批评其"回避愤怒"或者纯粹是在谴责其愤怒的可能性。这样做使患者更有可能感受

---

① 这与较严重人格病症治疗中的情况十分不同。在较严重人格病症的治疗中，患者经常在认同客体关系的两端之间来回转换。因此，通常我们很快就会这样诠释：某一客体关系防御着它的逆转。

到治疗师理解了其面对的两难境地。

在识别患者的防御、提出其防御动机的过程中，治疗师隐含地指出，患者怀有被自己压抑或难以承认的愤怒和苛责感。但是，治疗师诠释的重点仍在于患者的体验，即回避愤怒是心理上必需的。在 DPHP 中，我们会重点理解为什么对患者而言回避愤怒情绪如此重要，并识别出患者避免承认愤怒的种种方法；探究的关注点不在于"揭发"或强调患者的愤怒本身。

### 诠释移情

在前一小节中，我们描述了完整的诠释过程——识别防御、推动着防御的焦虑和冲突性动机，这其中既不涉及治疗师的表征，也不提及治疗师。在会谈的其他时间点或在治疗的后续阶段，治疗师可能会利用自己对（患者被其生意伙伴的谎言所激起的）这些无意识冲突的理解，来阐明患者对治疗师的所作所为。例如，治疗师也许会发现，当他必须调整或取消会谈时，即使这些更改会给患者带来不便，但是，患者也总是表现出顺从和过分的温和。这一观察能让治疗师意识到，实际上，在患者与伙伴的关系中活现的客体关系也活现在了移情中。如果治疗师已经针对其伙伴做出了诠释，他现在就可以**诠释移情**，更好地把诠释联系到患者与治疗师的关系上。

再一次，治疗师也许会先指出，此刻，与治疗师在一起、处于这样的情境下，患者理应感到被激怒。治疗师也会说明，这就好比在其他情况下患者对苛责感的回避一样。随后，治疗师会说类似这样的话："你努力回避对我的苛责感，有没有可能是因为在你心中，你觉得对我怀有负面情绪会产生风险，觉得我可能会疏远你，不想和你一起工作。这很像你害怕自己的苛责感会造成生意伙伴终止与你合作，然后离开你。"

在 DPHP 的治疗中，患者的内在客体关系面向治疗师活现的程度有很强的可变性——不同的患者不同，同一治疗的不同时刻也不同。对有些患者而言，与治疗师的关系是患者表达内心世界的主要媒介。但是，对于更多的患者来说，与治疗师的关系是相对被保护的，冲突性客体关系会更明显地活现在与他人的关系中。

## 移情诠释和移情外诠释之间的关系

在 DPHP 的治疗中，适时给出的诠释既有移情之外的，也有移情中的。通常，同一冲突会在移情之外以各种方式被反复激活，也会在治疗中被反复诠释，当然该冲突有时也会活现在移情中。在治疗的**修通过程**中，治疗师会抓住一切可能的时机，把移情外的体验与移情体验联系起来。某一冲突会被反复激活，治疗师也会反复对此予以诠释。当该特定冲突在患者目前的人际关系及其与治疗师的关系中被激活时，治疗师会把该冲突的各种表现联系起来。上述做法会帮助患者更深刻、更有情绪意义地体验自己的冲突。

有时，在探索患者人际关系中活现的某个冲突时，治疗师可能会发现，同样的冲突也活现在移情中，但因其表现过于细微，故无法以有意义的、令人信服的方式向患者提起。这时，我们发现，当冲突活现在移情之外时，详细分析该冲突也许能为在移情中分析同一冲突打下基础。这样做的原理包含两个部分。首先，一旦患者留意到冲突以及人际关系中冲突性客体关系和防御性客体关系的反复活现，那么，当治疗师把注意点转向移情时，他就可以回顾该熟悉的模式，证明这"也"发生在"这里"。与把治疗关系作为探究的最初焦点相比，对许多患者而言，这样做更容易理解、更易于接受。其次，当某一特定冲突活现在移情之外时，澄清、面质、探索该冲突的过程常常有助于激发或增强同一客体关系在移情中的活现。

按照惯例，当同一冲突同时激活在移情中和移情外时，我们最先诠释的是冲突最接近意识的部分。如果对某特定客体关系的有意识体验既面向治疗师，也面向患者生活中的其他人，我们会选择从情绪投注最多的地方开始进行诠释。

## 诠释和患者的过去

在 DPHP 的治疗中，诠释大多是在此时此地做出的。这意味着，当患者的焦虑在日常生活和治疗中被激活、被体验时，诠释会更加关注患者此时的焦虑。有时，我们比较容易在当前的冲突性客体关系与患者发展史中的重要关系及事件之间建立联系。这种与过去建立联系的诠释，有时被称为**"起源学诠释"**。

在高水平人格病症患者的治疗中，如果过早或过度关注过去，使用患者表现出的、对早年客体的有意识体验及其发展史，这会造成患者与治疗师之间过度理性的、"伪精神分析式"的互动，从而在某种程度上忽视患者当下情绪体验的即时性。这会使患者无法以一种即时的、具有情绪意义的方式体验冲突。此外，过度或过早使用起源学诠释，会干扰被压抑得更深的内在客体关系的浮现。相反，在治疗后期，冲突性客体关系已经被诠释，而且得到了某种程度的修通。这时，起源学诠释能进一步深化患者对这些冲突性客体关系的情绪体验。

## 临床范例：与发展史建立诠释性连接

为了举一个起源学诠释的例子，让我们回顾那个害怕感到自己批评生意伙伴的男性。最初描绘自己的过去时，患者描述的是一个快乐的童年。他与父母之间充满着爱意。但是，在治疗过程中，他渐渐回忆起潜伏期和青春期早期体会到的痛苦和孤单。他想起那些年，他感到父亲疏远了自己。他觉得是自己的苛责造成了父亲的疏远。

这时，治疗师也许可以给出起源学诠释，重新提起苛责的自体与疏远或拒绝的伙伴这一客体关系。治疗师可能会提出，也许患者害怕自己的苛责或愤怒感会导致令其痛苦的孤独，就像小时候他在父亲身上体验到的那样。因为患者早年与父亲的经历会引发他的焦虑，进而带来痛苦，所以患者压抑了早年形成的客体关系（苛责的自体和疏远的客体），或者拒绝承认它们。通过上述方法，治疗师便能够在该客体关系与患者早年和父亲的经历之间建立联系。

在以上例子中，患者童年时期的幻想（他的愤怒和苛责赶跑了父亲），防御着一种更加痛苦的体验（被父亲的愤怒推开，感到无助）。与伙伴之间的情况，调整日程的治疗师，都激起了患者的愤怒。这种愤怒感指向患者依赖的人，使他害怕自己的苛责感会导致孤独的结局。然而，在这些担忧背后，是患者的另一种担忧，即担心自己依赖着一个愤怒的、苛刻的人。我们想指出，当我们提出假设，谈论患者当前冲突的发展根源时，我们同时也知道自己不是在重构过去的事件，来"解释"患者当前的冲突和人格刻板。更确切地说，当我们诠释患者的过去时，我们其实是在建立一种联系，从而为整个复杂图景中的一部分赋予意义。在治疗的过程中，我们也会修改、更正这种联系。

# 分析阻抗

一般来说，患者的冲突性客体关系会在其日常生活中被激活，也会在其与中立的治疗师的关系中被激活。冲突性客体关系一旦被激活，就会产生一种紧张的状态：已经激活的冲突性客体关系有活现的趋势；与此相对，它们的直接表达又趋向于被进一步压抑或防御。**分析阻抗**指的是，当患者的防御操作在治疗中被激活、活现时，治疗师探索、诠释这些防御操作。

## 阻抗和分析防御

患者的防御操作会在治疗中表达出来，术语**阻抗**指的便是这些防御操作，因为在通常情况下，患者的防御操作或多或少会以抵制开放交流或自体观察的形式表现出来。实际上，患者是在抗拒觉察到其自体体验的冲突性方面。阻抗的存在反映了患者在面对心理冲突时，转而求助于压抑、分裂或否认。这些防御操作的共性是一种"不想看见"的感觉。

我们不应该认为术语**阻抗**暗示患者有意识地抗拒或故意妨碍治疗。阻抗，正如一般意义上的防御操作，是自动的，而且大多是无意识的。尽管它们对治疗师而言十分明显，却常常不为患者所见。对患者来说，阻抗是保护自体的机制，其作用是避免与冲突性客体关系的激活和活现相关的焦虑、内疚、恐惧、抑郁、失望、丧失、羞耻等负面情绪。

**分析阻抗**意指识别、探索并最终诠释在治疗中被激活的、在移情中活现的焦虑与防御。分析阻抗并不意味着进攻、穿过或荡平患者的自体保护机制。与此相反，分析阻抗的要求是：探索、修通内含在患者的防御操作中的冲突性客体关系的同时，共情患者的焦虑。

患者经常将阻抗体验为某些干扰他的东西，或者让他难以和治疗师自由、开放交流的东西。患者可能会说他感到卡壳了或不知道该说些什么，或者他也许看起来好像在回避什么。当这么做时，患者可能是有目的的，也可能并不知道自己的所作所为。他也许会转移话题，或者忽视他一直谈论的内容的含义。如果治疗师想识别是否存在阻抗，他可以问自己："是不是有什么东西干扰患者在会谈中自由、开放地与自己交流？""患者有没有频繁地沉默？""患者是不是难以决定要说些什么？""如果患者在说话，是不是有些东西被遗漏或回避了？"如果这些问题中的任何一个的答案是肯定的，那么，会谈中应优先探索的是，患者是如何有意识或无意识地体验自己与治疗师之间的交流的。

## 阻抗与诠释

与诠释的一般原则相同，对阻抗的分析也始于表层——首先**澄清**患者的体验，然后，治疗师会向患者指出，在患者的言语交流中，有些东西看起来缺少了，或者被否认了（面质）。这样干预之后，便可以探索这类疏漏的动机和意义了。治疗师的方法是，先指出存在困难或带有明显回避的区域。例如，治疗师会说："你和我谈了很多你与妻子的关系，但我注意到，你丝毫没有谈到你们的性生活。""你一直在告诉我你的母亲的优点，却几乎没有谈论过她的缺点。"或者，治疗师也可以评论患者的交流风格，例如，"我注意到，每当你开始谈论你的志向时，你在说话前好像总是有些犹豫。"在识别、面质了阻抗区域后，治疗师会与患者共同探索隐藏在患者交流困难背后的焦虑。

阻抗的存在意味着患者正在抵抗焦虑，这些焦虑与治疗中正在激活的冲突有关。随着阻抗得到探索，患者正在体验的焦虑——或者更确切地说，患者正在自动避免体验到的焦虑——通常会活现在移情中。例如，避免谈论与妻子的性关系的患者，也许是害怕如果他更加开放，治疗师会非议或干涉他的性生活。或者，治疗师会在倾听他人性生活的过程中得到色情的愉悦。至于那位只说自己母亲好话的患者，也许会显露出这样的想法：治疗师不喜欢批评自己母亲的女性。在坦诚自己的想法前有所犹豫的患者，也许害怕如果他坦率地谈论自己的想法，治疗师会把他看成具有侵略性的或贪婪的人。当面对治疗师时，患者抵御着对某种客体关系的体验。我们可以依据这一客体关系，来描述以上所有的焦虑。因此，分析阻抗能快速地把患者的焦虑和防御操作带进移情之中。

在分析阻抗时，我们首先指出，看起来有些东西正阻碍着患者自由交流或自体觉察。然后，我们继续提出，这种情况一定是被某些焦虑推动的。大体上，我们会这样对患者说："看起来，你正尝试躲避、遗忘或已经忘记了自己内心体验的某个方面。如果你在这里开放、自由地谈论它，那么，你害怕可能会发生什么呢？"有时候，患者会有目的地压制或隐藏其想法和感受的某些方面。但是，另一些时候，阻抗是无意识的，它只有通过治疗师的干预才能进入患者的意识中。

不管阻抗是有意识的还是无意识的，分析阻抗都始于指出某个防御操作被激活了，然后便是探索什么在推动防御。这最终会导向对底层冲突性动机的揭示和探索。这些冲突性动机被防御着，并活现为移情中的某个客体关系。从本质上说，阻抗就是客体关系，它们与某种具体的焦虑相联系。这些客体关系在治疗设置中被激活，在移情里活现。

## 临床范例：分析阻抗

作为分析阻抗的例子，让我们回顾本章讨论的那名 34 岁的职业女性。她受困于和一位自己无法得到的男士的令人沮丧的关系之中。

患者讲述了工作中的情况：她被选任某个针对重要客户的项目的负责

人，该任命由公司的资深合伙人直接下达。他六十多岁，德高望重、富有魅力，与患者有着一种父女般的却略有些暧昧的关系。患者继续说，她确信自己被选定做这份工作是因为正值夏天，没人想接这个可能会影响假期的大项目。她想，为了避免冲突，或许她应该提前取消自己的休假计划。患者向治疗师袒露自己充满了怨恨，因为上司完全不考虑她的需要，她之所以被选中就是因为自己很难说"不"。

刚开始，治疗师的内在反应是想保护患者，担心她任由自己被位高权重的上司压榨。然而，当他继续倾听时，他惊讶地发现，患者否认该任命与其在公司和上司眼中的重要地位有关。治疗师要求她进行澄清。事实上，原来患者是从很多同事（有些同事比她还资深）中脱颖而出的，她是被选中接受这一重要任务的，但她却没有真正考虑过这一点。随着治疗师的进一步询问，事实更加清晰——对于上司来说，这个任务是一种公开声明，表明他把患者视为公司里既重要又宝贵的成员。这更像是嘉奖而不是压榨。让治疗师感到惊讶的是，患者一开始讲述这件事时，明显否认了所有这些事实。与此同时，他记下了自己最初的内在反应：可怜患者，想要保护患者，而不是欣赏她的成功。

治疗师将患者的疏漏理解为阻抗的一种形式。他向患者评论了这一疏忽，提出患者好像对被视为成功人士有些焦虑。患者的反应是，她承认自己理解了治疗师所说的话，但她从来没有真正思考过这项任务的积极面。她问治疗师是不是觉得这样很奇怪。她还说，希望治疗师不要觉得她是在试图炫耀。这时，治疗师能够做出诠释了：看起来，承认自己的成功会让患者焦虑，因为这会让她觉得治疗师也许会认为她在炫耀。

在这个范例中，患者最初呈现故事的方式与一段时间后浮现出的复杂图景有差异。患者的阻抗在这种差异中变得明显。（需要注意的是，正是因为治疗师没有从表面上接受患者所说的事,而是运用常识找出她所说的故事中不是特别合理的地方并要求其进行澄清,这些内容才会浮现出来。)患者的阻抗也显现在治疗师的反移情中:治疗师一开始把患者看成脆弱的、可能被他人利用的人,而不是认为她在喜悦地接受其他人对她的才能的认可。

对这位患者来说,讲故事漏掉的一些内容的作用在于既阻止自己,也阻止治疗师完全知悉她好胜的、成功的形象。推动她的防御的焦虑是,如果她把自己展现为对成功感兴趣、能够获得成功的人,她便会被看成是在炫耀。从**对移情的阻抗**来看,患者正在抵制着移情中某种关系模式的激活和活现,即一位成功的年轻女性,在一名欣赏她的年长男人面前,享受地"炫耀自己"。取而代之,患者活现了一种防御性客体关系——一个脆弱的、容易被利用的孩子和一位满怀同情的、保护性的父/母亲。患者把焦虑和想要炫耀成功联系在一起,担心自己会被非议。防御性客体关系则保护着患者,使她不至于感受到这种焦虑。

在 DPHP 中,分析对自由、开放式交流的阻抗,总是始于防御性疏漏(如患者遗漏了对自己的成功的认识)。我们随后处理的客体关系体现了推动防御的动力(例如,患者害怕治疗师会不赞同她,认为她在炫耀)。最后,我们会到达底层的冲动性客体关系(例如,患者希望向治疗师得意地"炫耀自己")。

## 分析性格

在此,我们想介绍 DPHP 中经常遇到的阻抗的另一种形式。我们把这种形式的阻抗称为**"特征型阻抗"**(character resistance)。在 DPHP 中,患者的防御性人格特质或特征型防御,会迅速活现在治疗中,起到特征型阻抗的作用。至此,我们已经讨论了一种形式的阻抗,即患者与治疗师言语交流中存在的障碍或疏漏。这种类型的阻抗可以被理解为"没看到"的形式。为了回避焦虑,患者会压抑、否认或否定冲突性的心理内容。

相反,特征型阻抗并不涉及与压抑、分裂或否认有关的疏漏,而是涉及与患者的特征型防御在治疗中被激活有关的活现。在 DPHP 中，当患者的性格特质作为一种特定的防御性客体关系活现在移情中时，它们便会具有一定的意义。因此，特征型阻抗不是遗漏某些心理内容来避免焦虑，而是活现某个防御性客体关系，来遏制焦虑浮现的可能。

## 分析性格与分析防御

在心理治疗中，性格特质或特征型防御会表现为患者的某种特征型态度或某组特征型行为。在治疗中，这些态度或行为会在面向治疗师时活现，以此来抵挡焦虑。因为特征型防御是自我协调的，所以患者通常不会觉察到它们作为阻抗活现在了治疗中。另外，因为患者在治疗中所做的一切也是他在日常生活中的习惯做法，所以，即使治疗师指出了患者的态度或行为，患者也可能对治疗师的发现缺乏兴趣，以一种"我就是这样的人"的态度不予理会。通常，为了让患者开始觉得，思考其行为的意义确实是件值得做的事，治疗师需要反复努力，把患者的注意力引向其行为或态度。

### 临床范例：特征型阻抗

让我们回顾本章前面描述的患者。他难以对自己的生意伙伴表达愤怒。在心理治疗会谈中，这位患者总是用一种轻柔的语调说话。一开始，治疗师没有重视这一点，只是让患者重复他所说的话，或是让他大声一点。但是，当患者的行为一直持续时，治疗师开始注意到患者用这样小的声音说话的习惯。治疗师向患者询问他的行为，患者的答复是，这"只是一种习惯"。

当治疗师进一步询问时，患者解释道，他所有的朋友都注意到了他说话不清楚的倾向，大家总是让他大声一点。当治疗师继续表示他很好奇，为什么患者在说话时声音小到让他人听不见时，患者让治疗

> 师"不要介意"，而且保证自己以后在说话时会大声一些。过了一段时间后，患者才注意到，自己的这种行为是自动化的、不由自主的。他也注意到，事实上，虽然他想要提高音量，但他仍然没有这么做。这时，患者第一次开始对自己的行为感到好奇。

患者的好奇意味着他已经发展出某些领悟能力，能够明白自己的所作所为是"被推动的"、有意义的，而不仅仅是"习惯"。患者的觉察使治疗师需要向患者提供一种初步假设，来解释患者用行为所抵挡的焦虑。例如，那个说话声音很小的患者，他的治疗师会提出，患者之所以说话如此轻，也许是因为害怕如果他说话的声音太大，会显得"太过强势"。实际上，在患者的无意识中，说话轻柔消除了他被认为强势的可能性。

## 特征型阻抗与传统的阻抗

上一节中描述的范例，一方面解释了传统的阻抗与特征型阻抗之间的关系，另一方面也阐释了"分析阻抗"和"分析性格"之间的关系。最开始，我们描述了一种"传统的阻抗"，即于患者的言语交流中存在阻碍，这反映出对表达敌意的压抑或否认被激活。面质这类阻抗包括指出、探索疏漏，然后接着识别、探索推动着防御的焦虑。这种焦虑被活现为客体关系，即治疗师会远离生气的或苛责他人的患者。

与此相反，特征型阻抗没有表现为阻碍或缺失，而是表现为一种抵挡焦虑的行为或态度。只要患者在低声说话，他就在把自己体验为不能表达愤怒的人。在面质这类阻抗时，治疗师要反复向患者指出，他正在做一些值得他好奇的事。只有当特征型阻抗的活现在某种程度上变得自我不协调后，患者才有空间思考是什么推动着自己的行为。也只有在这时，我们才有可能识别出推动患者行为的焦虑——如果他提高说话的声音，他就会发觉自己害怕被治疗师看起来强势。这两种形式的阻抗之间的区别在于，疏漏仅仅是"删除了"患者对焦虑的觉察（患者因为气愤或苛责而感到焦虑），而特征型阻抗的作用是，通过在心中消除被看起来强势的可能性，让患者确信没必要焦虑。

处理特征型阻抗的一般方法是，先把其带进患者的注意中，强调患者的态度或行为是不切实际的或出乎意料的。在此过程中，治疗师一方也许要付出时间、反复面质，这样才能使特征型防御在患者的眼中变得更明显，或者说，降低特征型防御的自我协调程度。一旦患者开始觉察到自己的行为，对此感到好奇，下一步就是探索推动特征型阻抗的焦虑。当我们开始关注什么样的焦虑在推动患者的防御性行为时，处理特征型阻抗的方法与处理自由联想阻抗的方法就会彼此汇合。

## 诠释与涵容

当我们讨论反移情时，我们已经从治疗师的能力的角度思考了涵容的过程，即治疗师能够涵容患者的言语和非言语交流在他的内部激起的情绪和客体关系。涵容反移情为治疗师提供了关于治疗中活现的客体关系的信息，同时防止把反移情见诸行动。从这一点上说，涵容是治疗师内心中的进程，会为接下来的诠释做准备。

然而，我们还可以从另一个角度看待涵容。在这种视角下，涵容被看作是发生在患者与治疗师之间的人际互动，它本身就带有疗愈的潜力。这是看待涵容在心理治疗中的作用的第二种观点。在结束关于 DPHP 的技术的讨论之前，我们想谈论一下第二种观点。

### 涵容、三角化和整合

正如我们之前所说的，涵容始于患者在治疗师内部引发情绪、激活客体关系时，这些情绪和客体关系在某种程度上镜映（mirror）或互补了患者自身的情绪和客体关系。治疗师通过反思它们，涵容自己对患者的反应。在这样做的过程中，治疗师既避免了把患者的情绪状态本能地反射回去，也避免了与此形成互补（例如，一方面是用敌意回应患者的敌意，另一方面则是用害怕来回应）。因此，涵容包含了两个过程。首先，治疗师必须能准确"阅读"患者的情绪状态。这一过程反映了治疗师对患者的开放性，体现在治疗师的能力中，即治疗师能够具有情绪接纳度，允许治疗中活现的客体关系影响自己的内在。其次，治疗师也必须在某种程度上观察移情–反移情中活现着什么。在此过程中，治疗师巧妙地把自己与当下情境之间拉开了距离。

治疗师完成所有这些任务的能力——既能准确理解治疗中活现的内在客体关系，在情绪上体验他们，又能反思自己的内在体验——能够保证当治疗师的情绪体验与患者呼应时，他的情绪体验不会与患者的完全等同。涵容过程的结果便是治疗师回应患者的投射，但不是简单地"以物易物"，而是会加入一个新的视角。

我们认为，这种由两部分组成的过程是治疗师内心中"三角化"的一种形式。治疗师一方面认同于患者的自体或客体表征，另一方面运用自己内在的自体观察能力反思自己的体验。治疗师的这种能力——准确阅读、共情患者，同时与患者保持一种分化感（sense of differentiation）——无形中被传递给患者。福纳吉和塔格特从这些角度对涵容进行描述：治疗师"标记"患者的情绪状态，传达出他能领会患者的情绪状况，受它影响却不完全共享患者的体验，也不被它淹没。这些作者把这一过程联系到情绪体验反思能力的发展上。这种能力在年幼的孩童中是发展性的，在成年患者中则是临床性的。

我们已经描述了涵容型治疗师的能力：向患者返还一种对患者情绪状态的精准认识，以及一种对该体验的隐含视角。治疗师要能以这种方式充当患者的涵容功能，这一点在这些情境中十分重要：患者的情绪状态非常强烈，与之有关的客体关系也非常具有威胁性。例如，如果患者过度愤怒或害怕，或是在会谈中感受到了性刺激，那么，治疗师能够涵容、转化患者的情绪体验就会变得极其重要。当治疗师发挥涵容功能时，他会在自己的内心中创造患者体验的一个更加整合的版本，帮助患者更好地容忍、调节可能会出现的汹涌澎湃的情绪状态。

### "以治疗师为中心的诠释"和涵容

当情绪处于高激活程度时，思维可能会变得更加具象化，此时患者也许更难接受治疗师话语的意义。例如，如果患者正感到暴怒，而治疗师准确地诠释了患者的敌意，或者患者对自身敌意的恐惧，患者也许会觉得被治疗师攻击了。同样，如果治疗师诠释患者对产生性欲感的焦虑，患者也许会感到治疗师正在公然引诱自己，却不顾治疗师所说的真正内容。实际上，在这种情况下，患者的体验是，治疗中激活的客体关系好像真实地在与治疗师的关系中得以演绎。

尽管这种情况多见于严重人格障碍患者的治疗中，但它们也会发生在高水平人格病症患者的身上。在 DPHP 中，治疗师涵容移情中活现的客体关系的能力能够帮助患者把他无力反思的、极端的、威胁性的情绪体验转变为更加温和的情绪体验，给自体反思留下空间。

有时，当高度情绪负荷的客体关系在治疗中被激活时，通常情况下，治疗师最好先简单地把患者的体验转换成语言。例如，治疗师也许会说："你对你的兄弟感到十分愤怒。"同样，当高度情绪负荷的客体关系面向治疗师活现时，通常情况下，我们最好做出"以治疗师为中心的诠释"——治疗师只评论患者对治疗师的体验。例如，治疗师会说："你觉得我在攻击你。""我讲到会谈中的性欲感让你感到困惑，你觉得我在试图诱惑你。"通过准确记录患者的感受，把感受转换成语言，以治疗师为中心的诠释发挥着涵容的功能，能帮助患者容忍极度痛苦的情绪体验。高度情绪负荷的、相对缺少整合的内在体验是患者不能容忍的，治疗师的话向患者展示了这些内在体验的更加整合的版本。同时，以治疗师为中心的诠释暗含着一种确证，即治疗师能够容忍那些患者不能容忍的、自己体验到的东西。与患者相反，治疗师没有被淹没在移情-反移情中，而是能够反思他们之间发生了什么。

在其他高情绪强度的时刻，治疗师也许会选择不提供诠释。这时，治疗师的涵容功能会通过他的语调和面部表情，以非言语的形式传递给患者。在这种情况下，治疗师能够允许自己受到患者情绪状态的影响，同时不会条件反射般地把相似强度的情绪返还给患者，也不会在反移情中见诸行动。这会帮助患者更好地容忍自己的情绪。

## 作为疗愈过程的涵容

在 DPHP 中，诠释和非诠释形式的涵容都暗含着治疗师能够容忍患者正在体验、投射的东西，同时不被过度威胁，或者淹没、迷失在体验中。事实上，这样的态度与治疗师希望帮助患者达成的目标是相同的，即变得能够容忍对威胁性的、高度情绪负荷的客体关系的觉察，同时保持对它们的反思能力。当高冲突性的客体关系被激活、活现在治疗中时，这种能力会使患者能够探索自己的内在体验。最终，涵容的能力——容忍对冲突性客体关系的觉察和高负荷的情绪状态，然后反思它们，同时没有必要自动按照它们行事或努力使它们消失——与 DPHP 的目标是一致的，即把对自己和他人的冲突性体验整合到主要的自体体验中。

我们所展示的对涵容的看法表明，每当治疗师向被情绪困扰的患者做出有意义的诠释时，治疗师就在充当"容器"的作用，他也是患者心理体验的"诠释者"。从这个角度看，诠释既是解释又是涵容，解释是涵容的一种形式。诠释的解释性方面，被包含在治疗师的话语中。它发挥的作用是：通过把感受转化为语言，提供对患者心理体验的另一种视角，来涵容过度的情绪状态和威胁性的客体关系。

我们认为，在 DPHP 中，诠释的解释功能和涵容功能会共同作用，促进冲突性客体关系的整合。这种整合是 DPHP 的治疗目标。在我们对技术的理论中，我们会明确聚焦于探索、诠释高度情绪负荷的、冲突性的客体关系，以此来促进整合。但是，心理治疗关系的涵容功能暗含在 DPHP 的技术中。与诠释一起，治疗师的中立立场，以及他的倾听、关心、克制和"标记"，都发挥着涵容功能，这能帮助患者容忍对冲突性客体关系的觉察，更好地整合高度威胁、高情绪负荷的冲突性客体关系。最终，我们希望提升患者的涵容能力，使他能够涵容自己的冲突性客体关系——实际上是在行使原本由"涵容的治疗师"执行的功能。

第 7 章

# DPHP *的技巧*

到目前为止，我们已经描述了高水平人格病症的心理动力学疗法（DPHP）中治疗师使用的整体策略。治疗师带着在指定功能运作区减少人格刻板的目标，运用这些策略来促进冲突性客体关系的整合。我们也描述了治疗设置，在治疗设置中，这些策略得以实施。我们同样描述了为达到这一目标，治疗师每时每刻都要使用的具体技术。下面，我们要介绍 DPHP 的技巧。

从概念上讲，策略连接了作为整体的治疗策略和治疗师每时每刻做出的干预。从实际操作上讲，在每节会谈中，当治疗师为了达到治疗的核心目标决定该如何实施技术时，这些技巧都会引导治疗师。对于何地、何时以及如何进行干预，技巧也会引导决策过程（表 7-1）。

表 7-1 高水平人格病症的心理动力学疗法（DPHP）的技巧

| | |
|---|---|
| 技巧 1 | 识别一个"首要主题"：在何处干预 |
| 技巧 2 | 确定冲突 |
| 技巧 3 | 系统地分析主要冲突，从防御到冲突性动机 |
| 技巧 4 | 分析主要冲突与治疗目标之间的关系 |

# 技巧 1：在何处干预——识别首要主题

在 DPHP 中，如果有人站在一旁倾听整个会谈，那么，他会发现每次会谈都会出现一两个议题，它们会成为一种有组织的主题。我们把这些资料称为会谈中的**首要主题**或**核心议题**。患者的某些交流会体现其核心议题，另一些资料则会对其进行防御。然而，一旦治疗师确定了会谈的首要主题，从理论上说，材料就会变得清晰有序。核心议题或首要主题类似于比昂的**既选事实**（selected fact）这一概念。

在 DPHP 中，患者说的话会引入一些议题，而另一些议题则是由非言语交流引入的。有些议题，患者把它们带进会谈时是有所觉察的，也有些议题是患者防御着不让自己认识到的。DPHP 治疗师的第一个技术便是为会谈选择首要主题，识别内含在该主题中的主要客体关系。首要主题与目前会谈中活现着或防御的主要冲突和冲突性客体关系一致。因此，在选择首要主题时，我们会寻找无意识冲突激活的迹象。

为了给当前的会谈和时刻选择首要主题，治疗师首先会考虑患者是否在进行开放、自由的交流。如果答案是肯定的，治疗师会接着思考在患者的言语和非言语交流中，哪些内容是情绪显著的。如果首要主题仍不清楚，治疗师可以问自己，移情中正在活现的主要客体关系是什么，然后问自己反移情中被激起的是什么？

## 对自由、开放交流的阻抗

在试图确定首要主题时，治疗师应该总是首先问自己，是不是有什么东西看起来正在干扰患者与治疗师进行开放、自由的交流。患者看上去像在保留一些信息吗？他是不是难以自由地谈话？如果对这些问题中任何一个的回答是肯定的，治疗师便可以推断出，在会谈中的那一时刻，与患者难以自由交流有关的冲突是核心问题。也就是说，当患者没有开放地交流时，他的行为通常被一些担忧推动，这些担忧反映了冲突性客体关系的激活。在此背景下，探索患者对治疗师开放时遇到的困难会成为会谈的首要主题。

### 情绪显著

如果患者正在自由地说话，治疗师下一步会把注意力转向患者的言语和非言语交流，来识别首要主题。在确定追踪哪种材料时，引导治疗师的是**情绪显著原则**（principle of affective dominance），也被称为**诠释的经济性原则**（economic principle of interpretation）。情绪显著原则引导治疗师针对患者投入情绪最多的内容进行诠释。这一方法的原理是：冲突性心理内容的激活会激发情绪，同时也会激发对这些情绪的防御。因此，我们会寻找情绪投入的点，以此标明冲突性客体关系的激活。

重要的是，我们要明白，虽然情绪显著反映了所谈论材料中的情绪或情绪**投入**，但是，情绪显著并不总是带有过度的情绪表现。实际上，有些时候，情绪显著会反映为患者无法表达预料之中的情绪。这意味着冲突性客体关系的激活正在激发防御操作，情绪被压制、压抑或解离。例如，患者会用冷静、淡然的方式描述客观上令人害怕的经历。另一些时候，情绪显著会反映在与患者交流的内容中。例如，患者会反复描述特定的客体关系，或者用非言语交流来反映。

如果患者好像在思考谈论的某个特定议题，同时表现出明显的情绪，那么，这意味着会谈中正在考虑的内容是情绪显著的。例如，患者正在回想自己收拾女儿的行囊，送她去上大学的情景。在与治疗师分享这些回忆的过程中，患者的眼中闪着泪光。我们可以推断，患者含泪回忆女儿离开家，这其中表达了冲突。不管这些冲突是什么，那一时刻，它们都可能是具有情绪显著性的。

与此相反，如果患者在讨论某个特定议题时明显缺乏情绪，这通常也代表着情绪显著。这里的情绪缺乏意味着冲突性客体关系的激活正在激发防御操作。例如，患者表面上自由、开放地谈论导致他前来治疗的婚姻问题，但是，当以一种看上去与内容保持距离的、情绪平淡的方式这样说时，我们就可以推断，当谈论婚姻问题时,他的被激活的冲突是被高度投注了情绪的。与此类似,如果患者的情绪与他所谈论的内容不一致,这同样也暗示着情绪显著。在这种情况下,治疗师会让患者澄清这种明显的不协调。例如,治疗师可能会说类似这样的话:"你正在谈论婚姻中令你痛苦的问题,这些问题让你前来寻求治疗,但你看上去并不忧愁。事实上,你的情绪差不多是欢乐的。你对此有什么想法?"

有时,情绪显著会更少由情绪表达的存在或缺乏来标志,而是更多被患者交流的内容标志。在这种情况下,我们可能会看到,在治疗过程中,患者以各种形式、在各种背景下,反复描述一两个议题或客体关系群。有时,这些客体关系中的某个也会活现在移情中。

当我们关注患者的交流内容以寻找情绪显著点时,治疗师应该始终记住:在DPHP中,无意识冲突的激活不仅仅或主要通过言语交流表现出来,它们也常常被防御性激活的客体关系通过微妙的行为举止传递出来,或者被表达、活现在患者与治疗师间互动的特点中。例如,对治疗师而言,也许更重要的是关注患者不能与自己目光接触或者看上去过度奉承的事实。实际上,当患者的行为与言语不一致且情绪显著点也不清晰时,行为或许比内容更重要,故应该优先探索行为。

### 选择首要主题的其他办法

有时情绪显著点会很确定。这时,我们建议治疗师首先仔细重新思考患者是否在开放、自由地进行交流,他是否有所保留,或者是否难以开放、自由地交流。如果患者对开放地交流没有明显的阻碍,我们建议治疗师接着思考**移情**中可能发生着什么,正如在患者言行中所反映的那样。如果仍不清楚,治疗师可以仔细思考**反移情**。这样做是有帮助的,因为反移情也许能导向防御、焦虑和隐藏的情绪。如果明显的主题仍旧未能得以浮现,治疗师应该继续倾听、考量材料的持续流动,等待某个情绪显著的主题自发呈现。

在治疗中的某些特定节点,治疗师可能会发现难以设置情绪显著的主题。这也并不少见,但如果这种现象反复发生或者持续时间过长,那么,这也许反映了患者对材料进行了有意识的压制。此时，患者的压制便是会谈中的首要主题。在这种情况下，患者对于在会谈中开放地交流有一定的困难，治疗师应该探索患者的防御操作，识别位于这些困难背后的冲突和焦虑。

在某些时间段内，可能无法识别出首要主题，治疗师也难以用一种有意义的方式组织内容。这时，随便选取一个主题的做法可能很诱人，但我们强烈反对这样做。如果治疗师以这种方法引导会谈，很可能会导致对会谈内容的理智化探索。只要治疗师有耐心，不侵扰或引导会谈，只把干预局限在分析阻抗上，主要的主题最终会成为关注的焦点。

总之，就选择首要主题而言，我们应综合分析患者是如何交流其思维和感受的，治疗师应观察患者说了什么、做了什么，也应该考察反移情。这些最终会决定某一时刻最重要的议题。

## 技巧 2：确定冲突

识别出首要主题后，治疗师便想确定这一问题所表现的冲突。为达成这一点，我们需要识别表现出首要问题的客体关系，然后思考它们的防御性功能和表达性功能。当治疗师接收患者的言语和非言语交流时，他会在心中构思该如何描述某些内在客体关系，这些内在客体关系体现了患者围绕首要主题所做的交流。有经验的 DPHP 治疗师会参照关系模式倾听患者的交流，而且会自动地这样做。经验不足的 DPHP 治疗师可以通过有意识的努力，把言语和非言语交流转换成模式化的客体关系。

### 识别防御

治疗师确定了与首要主题有关的一系列客体关系后，现在他想思考，就冲突和防御而言，这些客体关系是怎样组合起来的。在思考这些客体关系时，治疗师问自己的第一个问题是："防御在哪里？"正如我们已经讨论论过的，服务于防御性目标的关系模式是有意识的，接近患者心理体验的表层，比较容易被患者接受。治疗师可以利用这一点，思考"患者正在描述的自体和他人的主要表征是什么"以及"会谈中患者是如何有意识地体验自己的"，借此识别出会谈中被防御性激活的关系模式。

### 识别推动着防御的焦虑和底层的冲突性动机

在确定了与会谈的首要主题有关的一系列客体关系并找出其中的防御性客体关系后，治疗师会接着构思对被防御的冲突的假设。为了确定冲突，我们需要识别防御、推动着防御的焦虑（与冲突性动机的表达或与它们浮现进意识有关的心理危险）以及底层的冲突性动机（它们表现为被高度激活的、期望的、恐惧的或需要的关系）。防御、推动着防御的焦虑和底层的冲突性动机，所有这些都会内含在与冲突有关的客体关系中。

由浅入深地识别出防御性客体关系后，治疗师会考虑推动着防御的焦虑。**推动着防御的焦虑**指的是患者希望通过活现防御性关系模式而回避的情绪和担忧。这些焦虑通常比较接近意识。如果它们目前是无意识的，那么它们过去也是无意识的，但是，当它们被识别出来时，患者会对它们感到熟悉。为了识别推动防御的焦虑，治疗师可以问自己类似下面的问题："当患者在防御性客体关系中构建自体和某个客体时，他通过这样体验自己或客体而回避了怎样的感受和担忧？""如果在这种情境中，患者换一种方式看待自己或客体，那他会有怎样的感觉？""如果角色逆转了，他的感受会是什么？"

在识别出推动防御的焦虑后，治疗师可以继续思考位于主要冲突背后的冲突性动机或关系模式。冲突性动机通常是任意特定冲突中患者接触最少的方面。这时，治疗师会思考："此刻，患者内心中最害怕的是什么？""患者使用防御操作试图隐藏的是什么？"在确定某个冲突时，治疗师问自己的每个问题，都可以通过描述某一客体关系来寻找答案。在努力确定冲突时，治疗师会审视他对患者内心生活的动力性和结构性理解，同时审视自己的反移情。

## 为什么是现在

确定治疗中目前活现或防御的冲突时，治疗师应该一直问自己："为什么冲突在此刻被激活？"在思考这个问题时，治疗师应该把患者生活中的和治疗中的近期事件记在心中。生活事件会激活将要在治疗中活现的冲突和防御。同时，治疗中激活的冲突和防御也会促发患者日常生活中的事件。因此，把患者生活状况的实情记在心中，能够为治疗师提供一种背景，便于其对从情绪性、动力性和结构性考察中收集到的数据进行综合分析。

与此类似，当治疗师处理某次特定会谈中患者呈现的内容时，把前一次或两次会谈中讨论过的内容记在心中，也有助于引导治疗师。在 DPHP 的治疗中，随着治疗的进展，在一次次会谈中会呈现一种自发性越来越强的、受日常事件驱动越来越少的进程。在此进程中，治疗会呈现出某种自身的生命力，治疗师常常能很好地把某特定会谈中活现的冲突和防御理解为对上次会谈中探索过的材料的反应，或是对这些材料的延续。生活事件会激起冲突和防御，治疗中的近期事件也一样。对治疗师有帮助的是，治疗师要牢记，框架中的改变（例如，假期造成的中断，甚至是错失一次会面，或者更改见面的时间）有时会激起患者强烈的反应。

### 临床范例：选择首要主题和确定冲突

让我们回顾在第 5 章［DPHP 的技术（1）：倾听患者］的反移情一节中讨论的女患者的案例。这名患者 45 岁，事业十分成功，单身，已经前来治疗了 6 个月。她与治疗师一直维持着一种正向的、有些理想化的关系。如果患者错失了一次治疗会谈，她往往会感到情绪低落。治疗师指出了这一点，但是，患者不愿相信会谈的时间安排与她的心境起伏有任何关系。事实上，在会谈间隔期，她很少想起治疗师或治疗。

在我们描述过的会谈中，患者一直在兴奋地谈论与新交往的男友共度精彩周末的细节。患者的语调是兴奋的，她笑着，明显很乐于与治疗师分享这一切，就好像和她在交谈的人是亲密的朋友，或是享受了同样精彩周末的伙伴。最初，治疗师沉浸在患者躁狂的心境中，自己也感到兴奋，想和患者一起大笑。然而，当治疗师继续倾听时，她开始感到被贬低和挫败。她发现自己在想，患者拥有她永远都无法拥有的东西，与之相比，她自己的生活既单调又乏味。

治疗师感到会谈中的首要问题是以下两者之间的反差：会谈前一部分的相互理想化和兴奋，以及反移情中逐渐增长并取代这些感受的挫败感。这类似于在会谈中患者的感受与错过会谈时患者的感受之间的反差，这令治疗师困惑。治疗师继续思考并在自己的心中**描绘客体关系**。这些客体关系是她从患者的交流中识别出来的。首先，会谈中活现着兴奋的双方——依赖的患者需要滋养性的治疗师来保持心情。患者不愿承认自己的依赖感，在会谈间歇期也没有想起治疗师。其次，治疗师在反移情中体验到一种客体关系——某人"拥有一切"，而另一人却感到低人一等、被排除在外。在后一种关系模式中，双方都否认着敌意。

接着，治疗师问自己："防御在哪里？"她识别出了兴奋的双方这一客体关系，以及激动人心的氛围。这反映出，患者"躁狂性"防御的激活，是这次会谈中大部分时间的特征。治疗师反思了活现的关系——两个成功的、得意的内在者，沉浸在分享成功的兴奋中。她们都为此十分高兴。治疗师注意到，在这个客体关系中，自体与客体比较相似而非相异，仿佛两个闺蜜在分享她们的成就。不存在医患关系的感觉，也不存在任何种类的依赖型关系的感受。患者在意识中体验着这一客体关系，并与治疗师一起活现着它。

对患者躁狂性防御的思考把治疗师引向**推动着患者防御操作的焦**

虑。显而易见，患者正在尽其所能避免认识到自己的依赖感。治疗师思考："如果患者认识到她对我的依赖感，她会有什么感觉？"治疗师联系了在反移情中自己的体验——被排除在外、低人一等的感受。治疗师假设，患者的防御性态度是被焦虑和痛苦感推动的。这些感受与处在依赖的位置上有关。对患者来说，这会被体验为她所需要的人拥有一切，并不需要她。她很可能会感到低人一等，不被需要。这些焦虑十分接近表层，治疗师预期：一旦患者平静下来，防御的保护弱一些时，这种痛苦的客体关系会变得更易触及。

治疗师随后思考底层动机，以及为什么它是冲突性的。患者好像在避免把自己体验为身处某种关系之中，因为在这种关系中，她自己是脆弱的，依赖着某个人，她想要得到这个人的爱和照料，但又很可能遭受痛苦和羞辱。基于先前对患者的了解以及患者的过去，治疗师推测，埋藏得更深的是带有嫉妒和施虐色彩的依赖型关系的表征。

这时，治疗师思考："为什么是现在？"她想到患者与新交往的男友越来越亲密，也想到自己的暑假——假期就快来了，治疗会因此中断几个星期。很明显，这些都在患者内部激起了关于被抛弃感、依赖感和被排斥感的焦虑。

到这里，治疗师确信自己能够确定当前活跃在治疗中的冲突了。可以清晰地看到，在与男友的关系中，患者的投入不断增加，在治疗中，患者也预期治疗师要去度假。这些都加剧了围绕依赖的冲突。最接近表层，有时处于意识中的是推动患者防御操作的焦虑。在此，我们指的是患者被抛弃、被排斥和低人一等的感受。通过使用躁狂性防御，患者防御了这些担忧。躁狂性防御否认了排斥、依赖以及患者与治疗师之间的不同。患者较难触及的是更具攻击性、嫉妒性的客体关系，它们与依赖型客体关系联系在一起。

这时，治疗师开始思考如何最好地进行干预。

## 技巧 3：系统分析主要冲突

系统分析无意识冲突是 DPHP 的基石。实际上，在整本手册中几乎都在谈论如何实施这一技术。现在，我们将描述指导治疗师分析的基本原则。

正如我们已经讨论过的，DPHP 嵌套在一种心理模型中。在该心理模型中，某些客体关系会被激活、活现以满足患者的防御性需要。防御性客体关系的活现帮助压抑着底层客体关系。防御性客体关系一般比较现实、不具有威胁性，而且是自我协调的。相反，与深层愿望、需要和恐惧更直接关联的客体关系，通常更不现实、更具有威胁性，而且情绪负荷度更高。

DPHP 的整体方法是系统地分析活现在治疗中的客体关系。分析从那些发挥着防御作用的客体关系开始。在此过程中，我们会揭示自体和他人的某些表征。这些表征已经被从患者的有意识自体体验中压抑并 / 或解离出去了。当我们详细说明、诠释了某个特定内在客体关系的防御功能后，底层的冲突便会成为焦点。

### 分析冲突的指导原则——由浅入深

在 DPHP 的治疗中，我们的干预总是始于最接近意识的材料，然后转向较难触及的材料。这一原则被称为**诠释的动力学原则**。该原则规定，在分析冲突时，应该考虑哪些元素是防御性的，哪些是被防御的，干预应首先针对防御性材料所处的层面。这种处理方法常常被隐喻为**由浅入深**。因为，防御性内在客体关系最接近意识，更容易被患者接纳，而被防御的客体关系冲突性更高，意识上更难容忍。在干预时，我们从表层开始，探索活现的、比较容易接受的表征。然后，在会谈中，随着治疗的进展，我们会转而探索心理体验中被压抑得更深、更难接受的方面。

### 分析冲突的指导原则——解离先于压抑

许多高水平人格病症患者表现出的防御性关系模式，能清楚地反映出他们运用了基于分裂的防御。在这种情况下，在分析基于压抑的防御操作前，最好先面质、探索解离和否认。这与我们的整体处理方法是一致的，即从那些最接近意识的客体关系开始工作。当彼此冲突的动机的解离被面质、探索后，患者通过解离来避免的冲突和有关的焦虑便会浮现出来。

为了给我们推荐的做法举个例子，让我们假想一位职业女性。她的主诉是，当她与自己的同居男友在一起时，无法坚持自己的立场。这位患者拥有并运营着一家庞大又成功的商业机构，管理着很多员工。她是一个不惧对抗、坚定有力的领导者。在社交中也很坚定果断，常常在朋友中担当领导者的角色。后来，她恋爱了，这是她第一次恋爱。在恋爱中，她发现了一些问题，因此前来治疗。当她与男朋友单独在家时，她发现自己胆小得不正常，害怕坚持自己的立场，即使她的立场是最中立、最让人感到合理的。

患者使用了解离，在治疗中，我们会先与她面质这一点。这需要我们描述与患者熟悉的自体体验联系在一起的客体关系，指出其在与他人的关系中对自身的感受及其与男友在一起时的所感所为这两者间的明显反差。与男友单独在家里时，患者的行为有戏剧化的不同，我们可能会同时指出，她在多大程度上否认了这一点。确定、探索了与患者体验中被解离的这两个方面有关的客体关系后，我们会向她提出，把温柔的自体从她平时职业女性的自体中解离出来，一定在帮助她远离焦虑，就好像她害怕把自己熟悉的、坚定有力的自体带进与男友的互动中一样。

随着治疗师持续面质解离和否认，帮助患者探索她为什么要以这种方式分离自己的内心体验时，患者的防御会变得更少自我协调，同时，防御的有效性也会降低。这种做法会留出空间，使我们能够开始探索患者通过解离来回避的底层焦虑——在本例中，患者担忧自己会在依赖的关系背景下显得强势。归根结底，她的焦虑是害怕自己处在依赖他人的位置上。

当解离型防御的使用不明显时，我们会转而分析基于压抑的防御。在分析解离型防御时，我们寻找的是存在于冲突客体关系**之间**的冲突性动机的两极分化（polarization），以及对意识层面的冲突性客体关系重要性的否认。相反，在分析基于压抑的防御时，对我们有帮助的是，思考彼此冲突的动机两极分化的程度，而这种两极分化存在于活现在治疗中的防御性客体关系**之内**。这反映出患者在运用神经症性投射。在这种情况下，我们会观察到，患者对自己与他人互动的意识体验具有两极性。我们也许会看到某个防御性客体关系，例如，客体十分强大而自体则依赖、弱小，或者客体满怀性欲但自体冷冷淡淡、毫无性趣。同时，患者也觉察不到自己的强大感或性欲感。

在这种情况下，从意识层面的内容开始，这一原则会再次指导我们，我们的干预通常始于处理表征的两极性，它们浸染了患者的主观体验。治疗师会先帮助患者描述正在活现的自体和客体表征，以及每个角色关联着的一系列不同动机。然后，治疗师会向患者指出，某个表征或内在客体关系是多么强大或性欲十足，但另一个表征却根本不是这样，反而与完全不同的一系列动机关联在一起。

描述了相关的客体关系后，治疗师会关注表征的两极性和动机的彼此分离，并引入这样的观点：患者反复体验到自己处在某种特定的关系模式中。与其说这是对外在现实的合理看法，倒不如说这是一种构建。当患者能够理解他正在主动以某种特定的、令自己痛苦的或适应不良的方式组织自己的体验时，我们便可以继续探索反复活现这些客体关系所起到的防御功能。最后一步是确定底层的冲突，这些冲突与已经被识别出来的防御操作联系在一起。

如果会谈中正在活现的防御性客体关系中没有对解离和投射的明显运用，我们会转而分析压抑本身。患者正在活现的关系模式帮助压抑其他更具冲突性的客体关系。这时，我们会思考，患者正在活现的关系模式是通过什么方法发挥这种作用的。正如我们一贯的做法，我们会首先描述与防御性客体关系有关的表征和动机，然后，随着治疗的进展，我们会让患者注意他是如何反复、刻板地构建自己的经历，来活现这些特定的关系模式的。当患者逐渐认识到自己正在主动以某种特定的方式构建自己的经历时，我们便能够探索这些客体关系反复活现所起到的防御性功能。随着时间的推移，这种做法将与分析阻抗一起，打开一扇大门，让我们能够探索底层的、冲突性更强的、被压抑的客体关系（这里的压抑应当归咎于活现的防御性客体关系）。

## 临床范例：系统分析主要冲突

让我们假想一位 40 岁的已婚男性。他在职业上的冲突主要关乎愤怒和权力。患者的主诉是其在权力和财富方面不够优秀，尤其是与其朋友们的成就相比。在初始访谈中，我们很明显可以看到，患者在自己的职位上十分成功。但是，当他可以获得更多收入或得到晋升时，他却无法把握住机会。

在某次会谈中，患者谈到了上周发生的一系列事情。他不能坚持自己的利益，也无法抓住能够让他升职的机会。相反，他放任自己被利用，感觉自己像个失败者。治疗师识别出患者的抑制、顺从以及自己是失败者的感受，并把这些作为首要问题。患者活现的客体关系是：一名失败者持续不断地屈从于一个位高权重的人物。这是最接近表面的客体关系，作为一种特征型防御发挥着作用。

治疗师回应了患者对他自己的描述，评论道："当你与自己认为强大的人互动时，你好像有着某种特定的意象。你会一次又一次地反复上演这样的剧本。你认为自己是个失败者，低人一等且弱小。然后，你基于下面的信念将此合理化：你必须服从，不可以坚持自己的利益，甚至连想都不可以想。你告诉自己，做这样的努力只会让自己丢脸。"

患者打断了治疗师，说道："你这么说让我感觉更糟糕了，就好像你在告诉我，我是个失败者！我每周见两次治疗师，这却让我变得**更加失败**了！"

这时，治疗师必须决定是面质移情中的活现，还是向患者指出上述关系模式（低人一等的"失败者"与某个更强大的人之间的关系）所起到的防御作用。治疗师知道，如果他向患者指出，患者所体验到的自己和治疗师之间的状态，与治疗师刚刚描述的完全一样，患者只会产生被批评的感受和羞耻感。因此，治疗师决定等一段时间再做出这样的干预，他预期，在将来患者会更能接受这一点。

治疗师告诉患者："在我看来，你觉得自己是个失败者是因为你不得不这么看待自己。你需要感觉到我也认为你是失败者。如果你努力变得更好，或者努力提升自己，这种做法只会暴露你的弱点，给你带来耻辱。我觉得你必须这样看待事情，因为，这样虽然痛苦，却能保护你，让你安全。"

患者做出了回应。他告诉治疗师，他现在觉得治疗师好像只是在试图让他觉得好受一点。治疗师好像在说："你并不是真正的失败者——你只是觉得自己是失败者。"

治疗师回答道："这正是我的意思。你好像会做任何事来维持自己是失败者的意象。"患者看起来更能反思了。他接着问治疗师，他是失败者的感受让他如此悲惨，为什么治疗师却认为这会让他感到安全。治疗师回应道："这是一个非常好的问题。我注意到你的意象是两极分化的。这里的意象指的是，你对自己与某个位高权重者之间的关系的意象。一个人极其强大、掌控一切，而另一个人则十分弱小、唯命是从，是个失败者。你似乎害怕把自己看成哪怕有一丁点坚决的人，更不用说强大了。你也不敢把自己看成除失败者以外的形象，这似乎是危险的，或者可能会吓坏你。"

患者思考了当天早些时候他与上司见面时的感受。虽然患者并不觉得他的上司很了不起，但是，他还是像往常一样害怕。患者之前已经下定决心，要利用这次见面提出升职的要求，这是上司早就向他承诺过的。然而，患者再一次让上司找到了借口。他的上司把谈话转向了资金有多紧张，患者觉得自己无力回到他原先计划的话题上。患者认为，如果他这样做了，他就会显得"既妄自尊大又贪婪"。

治疗师回应了患者的话。他指出，看起来，患者倾向于把自己看得无力、屈从、是个失败者的原因之一是，他害怕如果坚持了自己的利益，他就会显得既妄自尊大又贪婪。治疗师还说，"既妄自尊大又贪婪"也是患者常用来形容其上司的词语。仿佛在患者的心中，不论是上司还是拥有权势的人，用患者的话来说，都会显得"自私自利，是个贪婪的混蛋"。唯一的解决办法就是感到无力。患者承认这是一种他所熟悉的、意识层面的担忧。这很可能是不切实际的，但是，这确实是他一直担心的，就像他认为自己会"变成"自己的母亲那样。

当天晚上，患者做了噩梦。他梦见自己看到一个男人对一个女人实行言语攻击。那个男人看上去就快使用躯体暴力了，甚至可能会杀了她！患者感到很害怕，同时又觉得内疚，因为他没法保护这个女人。他试图营救那个女人，但是门锁上了。也许他并没有尽力，因为他很害怕。他应该打 911 吗？

治疗师提醒自己，梦的外显内容中内含某种客体关系，这种客体关系隐藏在自私贪婪的上司和软弱无力的失败者背后。它既表现在梦中，也表现在患者的觉察之外。与前面治疗中谈论过的内容相比，它能更贴近地反映患者的施虐欲，同时也反映了患者害怕失去对施虐欲的控制。在梦所描绘的关系模式中，患者害怕他 / 他的客体会变得过度施虐和攻击，确切地说是变得危险。治疗师想到，虽然这一冲突直接表现在了梦中，但是，这种施虐性的客体关系离患者的觉知依然很远。（在会谈中，与此最密切的表现是，患者预期治疗师会羞辱他。）

患者的底层焦虑与其自身的施虐性有关。在倾听患者的联想后，治疗师诠释了患者的底层焦虑："我怀疑这个梦是对昨天的会谈和我们的谈话内容的反应。我们谈论了当你把自己看得强大时，你会变得焦虑。虽然这些担忧大部分在你的觉察之外，你的梦却显示出你害怕拥有力量，至少一部分的你是这样的，因为在你心中，力量会导致可怕的失控。好像在你的体内有这些冲动，但是，你必须把它们包裹得严严实实。你觉得如果这些冲动得到释放，你会无力保护他人，无法让他们免于遭受你的狂怒和可能的暴力。"

治疗师做出了诠释，同时预感他的诠释能带来的影响很少，因为除了表现在梦中，上述内容并没有在当前活跃起来。但是，他也预期，患者对自身的施虐性和被虐待的担忧会在以后浮现出来，而且会以更具情绪意义的方式浮现。到那时，他便能够回溯这个梦，回溯当时他做出的诠释。

这个范例阐释了面质和诠释的用法，它们处理的是投射，以及内含在单个客体关系中的彼此冲突的动机的防御性隔离。患者把力量从依赖中分离出来，这样做使他变得彻底软弱无力。治疗师首先向患者指出，他把关系中的力量全部归于他人，让自己变得完全无力、依赖、顺从。随后，治疗师提出，这种客体关系具有防御性质。然后，他识别出推动着防御的焦虑：患者害怕如果自己强大了，他也会变得妄自尊大又贪婪。治疗师的下一步是探索底层冲动，以及与冲动的表达相联系的危险。这正如梦的内容所表现出来的一样，但又是无意识的。

这时，治疗师预期，如果他继续面质、诠释在权力-服从的客体关系中的解离，同时寻找机会指出这一客体关系如何活现在了移情中，那么，强大的表征与依赖的表征之间的分隔就会变得不那么明显。这时，患者会逐渐能够不把自己看得软弱无力。这一转变会开拓患者的视野，让他更能觉察到（例如，更焦虑于）体现其施虐和攻击的底层内在客体关系。

患者焦虑的内容是：自己的施虐性；自己无力保护自身和他人的脆弱部分；无法令它们免受自己的攻击。虽然这一点清晰地体现在了梦的外显内容中，但是，该部分在会谈中尚未达到情绪活跃的程度。在 DPHP 的治疗中并不少见的是，无意识冲突会很早地在治疗中展现自己，常常会十分清晰地体现在梦中。虽然梦中表现的客体关系和焦虑是值得讨论的，但是，我们觉得这时诠释能带来的不过是理智上的领悟。只有当某个冲突在当下被激活、被活现在患者的生活中和治疗中时，对该冲突的诠释才是有意义的，才会让患者走向顿悟。

## 技巧 4：分析主要冲突与治疗目标之间的关系

我们已经谈论了 DPHP 的三个技巧。治疗师用它们来接受患者的言语和非言语交流，识别既选事实和主要冲突，依据主要客体关系来界定该冲突，系统分析与识别出来的冲突相联系的防御性客体关系和冲动性客体关系。此时，我们将考虑治疗目标在 DPHP 治疗中充当的角色，以及我们为了尽可能快捷、高效地达成目标而采用的技巧。

正如之前所说的，DPHP 是一种根据具体治疗目标组织起来的治疗。治疗目标作为初诊过程的一部分，是双方共同商定的。在这种意义上，DPHP 是一种焦点治疗，侧重整合冲突性客体关系，目标在于减少**局部功能运作区**中的人格刻板。局部功能运作区是由患者的主诉和治疗目标确定的。

### 在联系治疗目标前，把核心冲突带入焦点

为了触及患者的无意识冲突和内在客体关系，我们会从技术性中立的位置对阻抗进行分析。这与自由开放的交流共同构成了 DPHP 的支柱。为达到这个目的，我们鼓励患者尽可能自由、开放地谈话，不经审查也不要遵循特定的流程，说出脑海中出现的任何东西。需要明确的是，这种方法从根本上是与焦点法不同的（如短程心理动力学治疗中常用的方法）。在短程动力学治疗中，在治疗开始前，治疗师会指示患者把谈话集中在治疗焦点上。一旦治疗开始，治疗师便会把患者从焦点的偏离诠释为对遵守治疗聚焦框架的阻抗。相反，在 DPHP 中，针对治疗

目标的第一个技巧性的决策是：当患者的内在客体关系和防御操作活现在治疗中时，患者要集中探索它们，而无须关注治疗目标。

治疗师应该在什么时候讨论治疗目标？与治疗目标相关的第二个技巧性决策必须解答这个问题。在 DPHP 中，我们首先会在此时此地彻底探索某个特定冲突，而不试图将其联系到治疗目标或主诉上。在此过程中，患者和治疗师都不会思考："我该如何理解患者的主诉？"他们思考的问题是："我如何理解当前治疗中活现的冲突？"这时，治疗目标不会影响治疗师的技巧性处理方法。**然而，一旦某个特定冲突成为焦点，治疗目标便成为治疗师要思考的重要部分**。之后，治疗师的技巧之一便是分析治疗中正在活的主要冲突与治疗目标之间的关系。

每位患者都有核心的或主要的冲突，这些冲突会在很多功能运作区中影响着他。有些功能运作区会受到某个特定冲突的强烈、明显的影响，而其他区域受到的影响则会更加轻微。在 DPHP 中，我们会聚焦于患者的核心冲突方面，因为它们造成了某些区域的缺损，患者对这些区域怀有极大的担忧。当患者的主要冲突在治疗中成为焦点时，我们会把患者的主要冲突与其主诉或治疗目标联系在一起，以此作为诠释和修通过程的一部分。

## 关注治疗目标，以此作为修通过程的一部分

正如我们描述过的那样，我们认为是修通过程带来了心理动力学治疗中的改变。在修通的过程中，某个冲突会在不同的背景下、从不同的角度被活现、分析。这会使我们逐渐深入、复杂地理解该特定冲突，以及它与其他冲突之间的关系。在 DPHP 中，治疗师优先强调患者的主诉和治疗目标，把它们作为修通的背景。当某个冲突成为焦点时，治疗师会提出这样的问题："我该如何把这个冲突联系到患者的主诉和治疗目标上？"随着治疗过程中某个冲突被反复活现，治疗师会有很多机会探索、诠释该冲突与治疗目标之间的关系。

这一技巧要求治疗师在强调治疗中当前主要冲突与治疗目标之间的联系时选择合适的时间和地点。在分析某个特定冲突的过程中，治疗师应该在什么时间点

引入治疗目标？在特定时间点，治疗师又该在多大程度上强调主要冲突与这些目标之间的关系？

## 何时引入治疗目标

在决定何时把会谈中所活现、在探索的动力性内容与患者的主诉联系起来或者何时不建立这种联系时，有经验的 DPHP 治疗师会采用内隐的指标来做决定。首先，治疗师会始终牢记，最优先的是理解患者的核心冲突。带着这样的想法，治疗师会分析冲突性客体关系（这些冲突性客体关系活现在治疗中和它们的防御功能中），直到核心冲突进入焦点。在此过程中，治疗师不会挑选探索的内容或冲突，患者也不会。患者的冲突的逐渐展开是治疗的有机组成部分。

只有当已经清楚地描述、探索了某个冲突及相关的客体关系后，治疗师才会思考如何生成假设，即假设该冲突与患者的主诉可能有什么联系。必然发生的事实是，导致患者前来治疗的问题一定会在治疗中持续，这会促进治疗师的工作。然而，即使某个冲突已经成为焦点，治疗师已经准备好把正在考虑的冲突与治疗目标联系起来，他也不会突然提出治疗目标这一议题，或人为地强制这么做。治疗师会保持敏感，留心一些情况。在这些情况中，冲突与治疗目标之间的联系会自然、有意义地展现自己。治疗师等待时机而不是创造时机。实际上，与其说治疗师选择关注或追踪某个问题，倒不如说他选择更不积极地追踪其他问题。

为了阐释 DPHP 治疗师采用的技巧性方法（对患者交流的所有方面保持开放，同时精简治疗师的干预，处理具体的治疗目标），让我们回到之前讨论过的两位患者的治疗上。

### 临床范例 1：关注治疗目标

在前文中，我们描述过一位有着依赖冲突的单身职业女性（用来阐释选择首要主题这一技巧）。当交往多年的男友抛弃她后，她前来治疗。在这段恋爱关系的最后，患者的前男友变得极度具有操纵欲、不值得信任，甚至到了她从未想象过的程度。患者前来治疗，是想明白自己为什么选择了这样一个人，想摆脱失恋的烦恼与痛苦，也想做一切需要做的事情，好让自己在将来能找到一个更合适的伴侣。无疑，在其他困难区域，患者也有折中，或者没有处在最佳的功能运作状态，但是，在这些区域中的受损或者不太严重，或者不是她所关心的。

例如，虽然患者在事业上十分成功，但是，她会周期性地无法按时完成工作，也无法在重要的事情上完全坚持自己的主动权。这些都在一定程度上损害了她的声誉。另外，当有压力时，她很可能会用一种不合时宜的方式痛斥那些为她工作的人。她对自己的人际关系感到满意，但是在亲密的人眼中，她有些像"索取者"，而且她与兄弟姐妹实际上保持疏远的关系。在初诊过程中，患者与治疗师都同意，她的冲突明显影响了其他功能运作区域，如果她选择关注这些区域，它们能够得到很好的处理。但是，患者觉得自己在这些区域的感觉相对良好。她选择关注自己在恋爱上的困难。

随着患者的冲突进入焦点，治疗师持续地把它们联系到她在亲密关系上的困难和她之前对伴侣的选择上。例如，当被压抑着的、更加偏执的客体关系浮现在治疗中且被患者得以理解后，治疗师在它们与患者和前男友的关系之间建立了联系。治疗师首先指出，患者对依赖型关系中必然存在危险的幻想已经在她与男友的关系中成为现实。这一干预为患者打开了一扇探索之门，使其能够探索自己觉察之外的有关依赖和嫉妒的冲突是怎样把她推到前男友身边且与他一起真正地上演她无意识中最害怕的某些东西。

在治疗中的另一些时刻，患者开始理解她自身中更具剥削性、施虐性的部分，并且当它们在依赖、亲密的关系中被激活时，对它们负责。针对患者对伴侣的选择，这一客体关系再次得到了探索。对自身中剥削性的部分负责，意味着她不再被那些能够让她外化自身这些部分的伴侣吸引。而且，她也不再需要通过选择一个不合适、不值得信任的恋爱对象来保护自己，远离建立在真实、互惠（"成熟"）型依赖上的关系。在患者的冲突性客体关系被带进治疗、得到修通的过程中，治疗师做了很多类似的诠释。例如，与类似前男友一样的男性维持关系的根本作用是，保护她远离痛苦——对她所深爱的、值得她爱的人进行施虐的痛苦。

## 临床范例 2：关注治疗目标

让我们回顾那个感觉自己是失败者的前来治疗的患者，把他作为第二个例子。他不能坚持自己，也不能主动追求自己所渴望的权力与金钱。除了自尊和职业成就，该患者也有其他的困难区域。例如，他有长期的性抑制，但是，他选择不在治疗中处理这个问题。同时，他也很开心自己与妻子之间维持着略有距离的关系。他的妻子看上去也满足于这样的安排。最后，这名患者也难以应付照顾年迈双亲的需要。在治疗中，任一或所有这些困难区域都可以获得优先注意，但是，患者选择关注与其职业生涯中的权力有关的冲突。

当患者的冲突进入焦点时，治疗师强调了正在活现的客体关系与患者在权力、权威和金钱上的抑制之间的关系，同时较少注意患者在性和亲密关系上的抑制。例如，当患者对自己施虐性的焦虑进入焦点时，治疗师提出，患者害怕处在强大的位置上，因为他害怕失去控制，从而攻击那些不如他强大或比他脆弱的人。同样，当患者用焦虑和内疚感回应其个人和职业上的成功时，治疗师再次强调了这与患者在金钱和事业成功上的抑制之间的联系。虽然治疗师谈论了患者的冲突与他和妻子情感疏远的、性抑制的关系之间的联系，但是，在修通过程中，他没有强调这些联系。总体而言，当某个特定冲突进入焦点时，治疗师会强调该冲突如何能联系到患者对于追求职业成就和经济成就的抑制上，较少关注于探索这些冲突如何在其他区域造成患者的抑制。

### 对临床范例的评论

在之前展示的两个临床范例中，治疗师首先把患者的核心冲突带入焦点。第一个患者的核心冲突主要在于依赖和亲密关系，而第二个患者的冲突则主要集中于权力和施虐。在这两个案例中，这些冲突都影响了患者功能运作的许多方面。在初诊过程中，这一点已经被讨论过了，治疗师和患者商定关注于患者特别关心的特定困难区域。第一个患者希望能够拥有令她满意的恋爱关系，而第二个患者则想要享受权力和金钱。当患者的核心冲突进入焦点时，治疗师便开始密切关注时机，把正在活现的冲突与治疗目标和主诉相关联。

把患者的主要冲突与治疗目标相关联的过程需要治疗师一方的克制。在主要冲突变得足够清晰前，过早引入治疗目标常常具有风险。另外，有些治疗师觉得，仅仅因为某些可能获得收益的区域不是治疗目标的一部分，就放弃获得疗愈性收益的机会是很难的（例如，第一个患者在职场上的抑制，或第二个患者的性症状）。尽管我们应该讨论其他困难区域并在一定程度上探索它们，但治疗师不该像强调治疗目标一样地强调它们。

### 回避治疗目标

在 DPHP 的实际操作中，与其他困难区域相比，治疗目标会获得更多的关注。这通常发生得很自然。因为当治疗师的干预与患者极其关心的那些功能运作区有关时，患者更可能理解治疗师的干预。如果在很长一段时间内患者选择关注除治疗目标之外的其他区域，那么治疗师需要评估这是否表明患者的首要问题发生了改变。如果患者的治疗目标**已经**改变了，那么就应该明确讨论这一点，同时需要考虑是否应该改变治疗目标。

如果患者的首要问题并没有改变，那么治疗师应当把患者对治疗目标的回避诠释为阻抗的一种形式。治疗师可以指出，因为某些还不明确的原因，患者选择回避探索他在那些对他十分重要的功能运作区中的困难。我们认为，某种形式的焦虑推动着这类行为。当患者关注他为自己选定的目标时，就会感到焦虑。我们可以依据患者的冲突探索这些焦虑，并最终理解它们。在探索这些焦虑时，我们的探索总会直接关系到位于患者主诉和治疗目标背后的动力状态和冲突性客体关系。

有些患者会在很长的时间内主动、持续地阻抗对治疗目标的处理。这些患者也许会深入讨论他们的核心冲突，却持续远离或偏离治疗师所做的努力——即努力关注使患者前来治疗的问题。这种临床情境要求治疗师十分主动、坚持。这里可使用的技巧是，首先让患者注意到自己的阻抗（抗拒处理导致他前来治疗的问题），帮助患者探索他这样做的动机。如果患者仍然固执地躲避治疗师的干预，治疗师可以关注、探索患者以何种方式拒绝治疗师引入治疗目标的努力，借此继续完成他最初的干预。

对于这种情况下治疗师的主动性，患者可能会觉得治疗师"逼得太紧"，偏离了往常的角色。通常，患者会按特定的氛围来体验治疗师的主动性（例如，觉得治疗师在批评、诱惑或拒绝自己）。实际上，治疗师也会有互补的感受（例如，怀疑自己是不是"逼得太紧"，或者是否在控制会谈，或者可能因为主动而偏离了中立的立场）。治疗师所面临的挑战是，要涵容自己对催促患者的焦虑，克制自己可能会有的后退一步、变得被动的任何意向。治疗师可以在保持中立立场的同时，主动帮助患者探索他对治疗师主动性的反应。在此过程中，我们总会发现，患者冲突的某些方面已经活现在移情中了。

## 临床范例：患者回避治疗目标

一名25岁的应届毕业生前来治疗，抱怨自己难以完成博士论文。患者用了治疗最初的六个月的时间来探索他与父亲之间问题重重的关系。他的父亲既苛刻又拒绝，但是，他又在经济上依赖父亲。在治疗刚开始时，患者对父亲以及他们之间的关系持有理想化的观点。然而，也是在治疗最初的几个月，患者开始发展出一种更复杂、更现实的眼光来看待他与父亲之间的关系。患者新发展出的观点承认了他们对彼此的敌意。

在治疗进行六个月后，患者对自己的感觉好了很多。他与同居女友之间的相处也更融洽了。但是，每当治疗师提起患者的学位论文时，患者通常只会花一两次会谈来讨论这个问题，然后又继续谈其他事情。一方面，从表面上看治疗进展得很顺利，而且患者和父亲的冲突无疑与他在学位论文上的困难密切相关。另一方面，治疗师发觉，患者避免关注学位论文的方式，能让他更深入地理解有关问题。治疗师注意到，在反移情中，他也倾向于陷入对患者核心冲突的"无目标的"探索中。

在反思这一点后，治疗师决定与患者分享这个观察结果。他首先提醒患者，他前来治疗时的主诉是难以完成学术要求，治疗的目标是根据如何更好地理解他在该区域中的困难而被组织起来的。治疗师随后指出，虽然他们在治疗中谈及了很多重要问题，患者也明显取得了进步，但是学位论文这一主题在很大程度上被忽略了。治疗师继续指出，治疗中发生的事反映了患者生活中发生的事——即一切看上去都不错，但他就是无法取得学业进步。

患者没有用他一贯的、愉快的态度接受治疗师的评价，而是无声地盯着治疗师。当他们探索患者不寻常的沉默和敌意时，事实逐渐浮现出来，即患者对治疗师的评论持十分负面的反应。患者解释并抱怨道，治疗师的做法和他的父亲一模一样，这让他很失望、很痛苦。父亲和治疗师看上去只关注患者**没能**做到什么，只关心他的学业，却忽略了他的快乐。

当治疗师倾听患者，承受患者表达的失望、批评和敌意时，治疗师开始感觉到歉意，好像他伤害了患者一样。当他反思自己的反应时，他突然发现，因为不愿意让患者感到被误解、批评和愤怒，他回避了对患者的及时面质。

治疗师识别出，活现在移情中的客体关系就像一个命令、苛责、逼迫儿子成功的父亲与一个想要避免冲突的儿子之间的关系。治疗师暗暗记下，这是患者第一次把治疗师有意识地体验为像他的父亲。他很惊讶，自己"带入焦点"的努力竟激起了患者如此激烈的反应，就仿佛当他面质患者对处理治疗目标的阻抗时，某个潜伏着的移情突然全力浮现了。治疗师也惊讶于在他干预后迅速发生的角色转换。他对此反思后觉察到，当他在反移情中承受患者的批评时，好像理解了患者被父亲严厉批评时的感受。

患者和治疗师用了许多次会谈，来探索治疗中活现了什么。随着治疗的继续，他们都开始感觉到，在某种程度上，患者不处理他关于成功和竞争的恐惧，是在利用治疗让自己感觉好受一些。同时，在移情中，患者被动反抗着却又一直依赖着控制他的父亲。患者的反抗和依赖所发挥的功能是：把他对父亲的认同排除在治疗之外，也把他苛刻的敌意置于移情之外。这段经历开启了富有成效的探索，使他们能更好地探索患者为何不愿用治疗来处理与学位论文有关的焦虑，并最终探索患者为何不愿完成学位论文。

## 如何对待治疗目标以外的区域中患者的功能运作

在本节结束前，我们想回答这样的问题：在那些没有被包括于治疗目标之内的区域中，DPHP 患者的功能运作会怎样呢？让我们回顾之前的两个临床范例，思考那个单身职业女性在职场上的适应不良的行为，以及被动屈从的男性患者对爱和亲密关系的抑制。虽然这些困难区域没有被包括在治疗目标中，但是，它们却与治疗目标关系密切——都是同一核心冲突的表现。因此，在那些超越治疗目标界限的功能运作区中，我们经常会看到某些程度的好转。这是连锁反应的一部分。总体而言，患者的人格刻板越轻，我们就越有可能在治疗目标没有包含的功能运作区中看到疗愈性的收益。但是，在人格刻板较为严重的患者中，治疗目标以外的收获常常远不及与治疗目标本身有关的收获。事实上，治疗并未改善（甚至没有处理）患者的所有困难。在每个 DPHP 治疗的结束阶段，我们都要面质、修通这一事实。

PATIENT ASSESSMENT, PHASES OF
TREATMENT,
AND COMBINING DPHP WITH OTHER
TREATMENTS

第三部分

# 患者评估、治疗阶段以及 DPHP 与其他疗法的结合

第 8 章

# 患者评估和鉴别性治疗计划

　　高水平人格病症心理动力学疗法（DPHP）的**初诊阶段**包括评估患者和制订治疗计划。在评估患者时，需要描述患者的症状表现和病理性人格特质、整体人格功能运作以及人格组织水平。全面的诊断评估，包括 DSM-IV-TR 的轴 I、轴 II 的诊断和结构性诊断，为治疗计划铺平了道路。鉴别治疗计划时，需要做以下四点：（1）告知患者诊断印象；（2）确定治疗目标；（3）描述治疗选项、有关风险和收益；（4）帮助患者做出关于如何进行治疗的知情决定——该决定反映了患者的个人目标、个人需要以及治疗师的专业经验。

　　通常，我们可以在一个半小时的单次会谈中完成初诊过程，但许多临床医师更喜欢让患者回来参加第二次的、45 分钟的会谈，在第二次会谈中讨论治疗计划。初诊时会谈两次有一定的优势，允许患者和治疗师反思初次会谈，然后利用第二次会谈处理患者内心和外部状况的某些方面。这些方面可能是初次会谈中遗漏或没有充分进行探索的。除了上述优势，会谈两次为探索患者对初次会谈的反应提供了机会。有些患者，尤其是那些有着更复杂的问题或难以给出确定诊断的患者，也许要在初次会谈后再继续会谈两次，以便完成初诊，确定治疗计划。

# 患者评估与诊断性访谈

按我们的方法评估患者时，症状表现和病理性人格特质被概念化为内嵌在特定的人格组织中。在进行诊断性会谈时，我们会清楚地描述症状表现和病理性人格特质，从而形成描述性诊断，我们也会深入探索人格组织，从而形成结构性诊断。我们的访谈是具有指导性的——询问患者的具体问题，强调澄清患者交流的信息，进行一定程度的面质——而且聚焦于此时此地，既关注患者目前的生活状况也关注他与访谈者当前的互动，而不是发展史。

为了表述清楚、节约精力，我们把患者评估分成了两部分（表 8-1）。表格第一部分罗列了会谈中获得的资料，描述了临床医师为做出诊断应获得的信息。在第二部分，我们列出了收集资料的方法，这些方法源自科恩伯格的结构性访谈。

## 诊断性访谈：资料

### 描述性诊断

对患者进行评估的第一步，是识别、确认导致患者前来治疗的症状和病理性人格特质，第二步是周密、系统地评估所有症状。初诊的这一阶段需要收集资料，这是整体评估任何精神疾病时都要做的。如果患者过去曾接受过治疗、用药和/或住院，我们会回顾这些信息，同样还要回顾患者的疾病史、物质滥用史和家族精神疾病史。

确认了患者的困难之后，初诊的下一阶段将被用来探索患者的人格，集中探索症状和病理性人格特质在多大程度上干扰了人格功能运作。患者的症状和病理性人格特质在多大程度上干扰了其人际关系？他有伴侣吗？他正在恋爱或曾经恋爱过吗？他最亲密的关系的性质是什么？如果他有孩子，他与孩子之间关系的性质是什么？他有朋友吗，能长时间维持友谊吗？

我们也会询问职业功能运作。患者有工作吗？如果没有，那为什么没有，他有现实的职业目标吗？他的职位高度与他的受教育水平和能力一致吗？他的工作表现如何？他能从工作中获得满足吗？他与同事、上司和／或下属相处融洽吗，还是出现了人际问题？

最后，我们会询问患者的个人爱好及其在空闲时间干什么？是否有能让他投入其中或能长时间静下心来从事的活动？他是否能从空暇时间中获得乐趣？

收集完这些信息后，访谈者便掌握了其所需要的信息，能够根据 DSM-IV-TR 轴 I 和轴 II 做出诊断或者排除这些诊断。

## 结构性诊断：评估人格组织

在特定的描述性诊断类别中，人格病症的严重程度会有很大的可变性。（例如，就表演型人格障碍患者而言，有些患者在身份认同和客体关系上只有轻微的病症，他们的功能运作也相当良好，但有些患者的病症相较而言却更加严重，对功能运作的破坏更大。）因此，诊断性评估不仅会关注人格功能运作中的描述性方面，也会关注人格功能运作中的结构性方面。

表 8-1　患者评估

| |
| --- |
| **资料：所涉及的方面** |
| 症状表现和病理性人格特质 |
| 整体人格功能运作 |
| 人格组织水平／结构性诊断 |

| |
| --- |
| **方法：信息的来源** |
| 精神疾病史 |
| 非言语交流 |
| 澄清和面质 |
| 反移情 |

表 8-2 人格的结构性评估

| | 无人格病症 | 高水平人格病症 | 严重人格障碍 |
|---|---|---|---|
| 人格组织水平 | • 正常的人格组织 | • 神经症性人格组织水平或处在神经症性和边缘性人格组织水平之间的过渡地带 | • 边缘性人格组织水平 |
| 对自体和他人的感受 | • 对自体和他人的感受整合良好、稳定，且现实 | • 对自体和他人的感受整合相对良好，稳定且现实 | • 对自体和他人的感受缺乏整合、肤浅，不稳定且不现实 |
| 客体关系质量 | • 能够独立于自己的需要，理解他人的需要<br>• 人际关系稳定，深入<br>• 性亲近与温情共存 | • 能够独立于自己的需要，理解他人的需要<br>• 人际关系稳定，深入，但可能是冲突性的<br>• 难以整合性欲和温情 | • 需要—满足型关系运作模式占主导<br>• 人际关系不稳定，肤浅<br>• 在恋爱关系上严重受损，无性关系或性关系混乱 |
| 投入 | • 投入工作和闲暇活动 | • 投入工作和/或闲暇活动 | • 很少投入或没有工作和闲暇活动 |
| 防御 | • 成熟的防御为主导，不定量的神经症性防御 | • 神经症水平的防御为主导，不定量的成熟型防御和基于分裂的防御 | • 基于分裂的防御为主导 |
| 刻板性 | • 灵活 | • 刻板 | • 极其刻板 |
| 现实检验力 | • 完好、稳定 | • 完好 | • 基本完好，但在情绪强烈的情况下会恶化 |
| 内化的价值体系 | • 完全发展，内化的价值体系，有灵活的标准 | • 完全发展，内化的价值体系，但有过于刻板的标准 | • 彼此矛盾、内化不完全的价值体系 |

正如第1章（心理动力学视角下的人格病症）中所说的那样，从结构的角度来看，高水平人格病症患者会落在科恩伯格的神经症性水平人格组织上，或落在神经症性与边缘性人格组织水平之间的过渡地带。人格功能运作维度是结构性评估的一部分，已经被概括在了表8-2中。我们要提醒读者，虽然表8-2绝对化地展示了人格功能运作的有关维度，但实际上，这些维度是连续的。

虽然我们推荐系统评估人格组织，有经验的访谈者却常常能够基于他在访谈期间的整体主观感受，评估患者身份认同的稳固性。更确切地说，高水平人格病症患者有整合的内在体验，这使访谈者能够清晰且相对容易地理解患者呈现出来的人际现实和既往史。访谈者也比较容易能对患者及其冲突、对患者有关重要他人的描述产生共情性理解。具有更严重人格病症的患者则与之相反，在访谈期间，其更加实际的行为会增加，但同时他们也会表现出在生活状况和客体关系中的空洞、无序和混乱，这让访谈者比较困惑，因此访谈者无法完全理解患者，也难以共情患者和患者的重要他人。

## 身份认同：自体感和对他人的感受

有些患者表现出的人格病症处在相对完好的现实检验力背景下（例如，已排除精神病性障碍）。对这些患者进行评估时，临床医师会关注那些反映出稳固的身份认同或病理性身份认同的临床特征，以此辨别高水平人格病症和更严重的人格病症。我们会评估个体的自体感及其对重要他人的感受是复杂、现实和稳定的，还是浅表/两极分化、不现实和不稳定的。另外，身份认同形成也会在以下内容中有一定程度的体现：个体能在多大程度上投身于长期的职业目标、个人目标和价值观，又能在多大程度上投入到亲密的爱和性关系中。

在初诊中，身份认同稳固的患者可以敏锐、深入地提供与自己有关的信息，使访谈者能够迅速了解患者生活中的许多领域。在一个半小时的初诊期间，访谈者会很容易对患者的内心体验和外部功能运作发展出逐步清晰、详细的印象，既包含长处也包括弱点，这与访谈者对患者的整体印象一致。就身份认同稳固的患者而言，只有在特定的冲突区域，才会存在自体知觉或自体表征的明显扭曲，以及自体体验中缺乏整合的方面。例如，一位成功的患者也许不能认识到上司对自己的器重，一位认真、负责的专业人士也许会习惯性地在出差时嫖娼，从而危及自己的声望。同样，当患者描述他与其他人的关系时，患者生活中的重要人物会表现得立体、真实、可理解、复杂。

相反，在评估患者在日常生活各方面的功能运作时，身份认同缺乏整合的患者可能会给访谈者留下一种模糊或困惑的印象。患者提供的关于他自己的信息通常是模糊、浅表、内在不一致的，因此访谈者难以发展出对患者内心体验或外部功能运作的清晰印象。例如，患者也许会描述自己一直想自杀，有难以承受的焦虑，但在下一句中却坚称自己的职业生活极其成功。或者，患者可能将自己描述为"十分外向、爱好社交"，但是他在自己生活的城市里却没有朋友。同样，在病理性身份认同的背景下，患者描述其周围的人时，其描述往往是浅表、缺乏整合，"黑白分明"或如漫画一般的，而且缺乏内在一致性。

## 内在和外在客体关系的质量

询问客体关系的质量时，我们感兴趣的是患者如何看待亲密关系的本质及其是否能理解、关心他人的需求和感受。他是否觉得建立关系就意味着满足需要，即谁从关系中获得了什么，谁从关系中得到的更多？或者，他是否有相互给予、相互索取的意识？就身份认同稳固的患者而言，我们可以看到对自体和他人的稳定的、整合的感受。与这种感受相关的能力有：能够独立于自己的需要，建立以关心他人的需要为特征的客体关系；能够相互给予、相互索取；能够依赖他人，被他人依赖。人际关系质量保持稳定且能够长期维系，其关系特征是在其中把他人当作个体来信任、尊重。如果存在人际功能运作的破坏，则其范围仅限于具体的冲突区域中。

与此相反，病理性身份认同者通常会用满足需要的视角看待关系。患者看待关系的依据是自己获得了多少，又给予了多少。他的独立于自己的需要和愿望之外来关心他人需要的能力也有限。对严重人格病症的患者来说，他们的亲密关系通常不稳定，经常混乱无序，带有怀疑和敌意的色彩，缺少亲密感。

## 防御与人格刻板

在严重的人格障碍患者中，扭曲表象的或基于分裂的防御会影响其行为，也会导致其人际体验的扭曲和不稳定。因此，严重人格病症患者的特征是分裂的防御占主导。在诊断性访谈的过程中，我们常常能比较容易地发现这一点。对自体和他人极端化的、不稳定的感受以及彼此矛盾的人格特质（例如，一位端庄的小学教师，却通过跳脱衣舞来获得额外收入）通常是严重人格障碍的核心特征。这些特征反映出患者基于分裂的防御操作影响其内心体验和外部功能运作。除此之外，在初诊期间，具有病理性身份认同的患者通常会使用防御操作以便以某种方式控制访谈者；具体来说，通过评估患有严重人格病症的患者，外加分析反移情，访谈者能够识别出投射性认同、全能控制以及理想化/贬低。

相反，在诊断性访谈中，我们也许更难识别高水平人格病症患者的防御，因为它们不太可能影响患者的行为或访谈者的体验。因此，当我们看到人格刻板以及对自体和他人稳固、整合、现实的感受一起出现时，我们倾向于推断神经症性防御占主导，而不是试图观察这一点。正如第 1 章所说，人格刻板会反映在反复的、适应不良的行为模式中。这些行为模式已有一定的历史，所以患者要么没有觉察到它们，要么无力改变它们。在访谈中，适应不良的人格特质（例如，过度迎合或需要有控制感），也会活现在患者与访谈者的互动中。

## 伦理功能运作

在评估人格组织时，除了考察身份认同和防御，我们也会评估患者的伦理功能运作。但是，对于高水平人格病症患者来说，评估伦理功能运作通常不太重要。我们会在这些患者身上看到整合良好的、稳定内化的价值体系和道德功能运作。在患有高水平人格病症的患者中，伦理功能运作的病症通常都表现为不灵活，其常有的特征是倾向于过度的自我批评，以及具有过高的内在标准。

相反，在具有病理性身份认同的患者中，道德功能运作更加多变——价值体系没有完全内化，也常见道德功能运作的病症。具有病理性身份认同的患者，其道德病症往往表现为一种混合物，即过度严厉或刻板的道德功能运作，与自我协调的"漏洞"或道德功能运作在其他区域中的缺陷同时共存。（例如，一名教士把自己奉献给上帝和团体，却为了个人利益，无所谓地剥削他人。）在实际操作中，反社会行为模式的存在及其严重程度，反映了患者内化的伦理和价值体系的病理程度。在评估严重人格病症患者时，评估伦理功能运作会成为鉴别性治疗计划（differential treatment planning）和预后中需考虑的重要因素。

## 诊断性访谈：方法

在评估患者时，心理动力学临床医师不仅会依靠患者自述的信息，也会密切关注患者的行为，患者与之进行的互动，以及患者令其在反移情中产生的感受。当信息模糊、不清楚或明显缺失时，为了更深入地理解患者的人格组织和人格刻板，访谈者会澄清患者的主观体验。他会温和地指出患者叙述中的疏漏（面质），或者言语与非言语交流中的矛盾。具体地说，访谈者会询问患者，他如何理解这些矛盾，他对这些矛盾有什么感受。访谈者也会鼓励患者提供额外的信息，这些信息或许能够澄清发生了什么。

同时，初诊治疗师将密切关注患者对这些干预的反应。通常，这类干预会进一步激活患者的防御操作，也会使它们更明显地呈现于患者与访谈者的互动中。在互动中，患者和访谈者可以更深入地探索这些防御操作。这一连串步骤考验了患者能否反思、探索自己的行为和动机，也让访谈者有机会评价患者是否有这样做的能力。最后，初诊治疗师会将以下两者结合起来——他所听到的患者的主观体验，以及在会谈期间，在患者的行为和患者与他的互动中，他所观察到的现象，借此推断患者的人格组织水平。

本书中的临床评估可以被概念化为一个决策树（图 8-1）。访谈者会按各个层级询问患者，获取有关信息并利用信息生成假设。上一层级生成的假设，将在下一层级指导临床医师，为临床医师提供关注点。

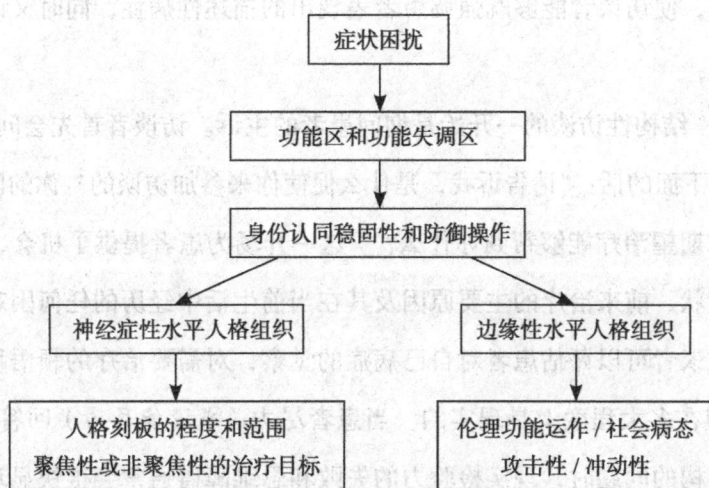

图 8-1　评估患者的决策树

## 评估主诉、人格功能运作以及人格组织水平

### 结构性访谈

这里的结构性访谈，是科恩伯格发展出来的一种临床访谈，在大约 90 分钟内，由有经验的临床医师执行。一方面，该访谈被用于辨别边缘性人格组织水平和神经症性人格组织水平；另一方面，它也被用来识别精神病的各种微妙类型。常规的精神疾病访谈会提供关于症状和人格特质的描述性信息，我们的结构性访谈同样保留了这类信息。

我们的结构性访谈构造宽松，依赖于访谈者的临床判断能力和技能。该访谈关注的是患者的症状和病理性人格特质，与其相关的困难，患者对自身困难的反思能力，以及他的问题以何种特定方式显现在他与访谈者的互动中。在访谈中，初诊治疗师偶尔会不探索患者的困难以及患者与重要他人之间关系的性质。这样做的目的是利用澄清和面质，从而突出、探索在患者–访谈者互动中激活的防御操作和冲突性议题。这一过程为访谈者提供了额外资料，可以补充患者陈述的信息，也使临床医师能够排除精神病性疾病，鉴别诊断神经症性和边缘性人格组织水平。

这一会谈方法，用于获得与主诉和功能运作有关的信息，同时偶尔面质患者的防御操作，使访谈者能够既强调患者表现出的描述性病症，同时又评估其背后的人格组织。

**阶段 1** 结构性访谈的一开始是询问患者的主诉。访谈者首先会问一些信息，说一些类似下面的话："请告诉我，是什么促使你来参加访谈的？你的困难的性质是什么？你期望治疗能够帮到你什么？"这一开场为患者提供了机会，使患者能够讨论其症状、前来治疗的主要原因及其在当前生活中经历的任何困难。在倾听患者时，访谈者可以评估患者对自己病症的觉察，对需要治疗的领悟程度及其对治疗的期望在多大程度上是现实的。当患者尽力（或没能尽力）回答这类复杂、抽象、无结构的问题时，现实检验力的失败和思维障碍通常会很快显现出来。进一步来说，身份认同弥散的患者会用以下方式回应初始问询：明显不加思考，混乱地呈现其困难、生活状况和治疗期望。这通常是识别它们的途径。

在回应初始信息问询时，如果患者回答问题的方式令人容易跟随、容易理解，能够清晰地描述其症状和主诉，而且能够恰当地回应访谈者所要求的澄清，访谈的第一部分便更类似于一般的访谈。相反，如果在访谈中，患者对这些早期问询的回答和／或他的行为是缺乏组织、古怪或令人困惑的，访谈者便会相应地关注这些地方。

此时的目标是辨别精神病性疾病患者和病理性身份认同患者。访谈者首先会指出模糊或矛盾的地方，要求患者澄清，询问患者能否理解访谈者的困惑。回应这类干预时，身份认同弥散的患者通常会变得更加焦虑，但仍能回应访谈者的问题，共情访谈者的困惑。随着访谈的进展，他们常常会变得更有组织性。相反，精神病性障碍的患者会难以遵循问询的流程，难以理解访谈者的困惑。同时，他们也会变得越来越无组织。

**阶段 2** 在描述、探索主诉且（*如果可行的话*）排除精神病性过程（psychotic

process）后，结构性访谈的下一阶段就需要询问患者的人格。访谈者在一开始可以使用诸如下面的句子："我已经十分清楚地了解了促使你前来治疗的症状和困难。现在，你能告诉我你在日常生活中的功能是怎样运作的吗？这些困难如何干扰了你的功能运作，或者没有产生干扰？"

当患者进一步呈现与自己有关的资料时，如果访谈者无法在内心中把患者传递的信息统一起来，即资料是明显矛盾的，而且不符合访谈者针对患者和患者的生活建立起来的内在表象——那么患者被诊断为病理性身份认同的可能性会提高。在访谈中，还有另一个关键的节点，即情况表明需要有技巧地探究潜在的或明显的矛盾，评估彼此矛盾的自体表象涉及的范围有多大，或者在多大范围内患者表现出一种稳固、整合良好的自体概念。此时的目标在于辨别高水平人格病症和身份认同弥散。在高水平人格病症中，功能运作的冲突性方面被从核心自体体验中分裂出去，而在身份认同弥散中，自体体验有着广泛解离的特点。在实际操作时，通常我们能很容易地辨别两者。

在高水平人格病症患者中，尽管我们会频繁遇到自体体验中矛盾性的非核心区域，但它们是从主观体验中整合良好的核心区域中分离出去的，而且与核心区域相互矛盾。主观体验中整合良好的核心区域紧密关联着一种主导性的、稳定的自体感。因此，在高水平人格病症患者身上，虽然我们不期望看到完全的和谐，但我们确实期望看到自体概念的核心主观整合。治疗师可以借此共情患者，在自己的内心中构建出患者的内在表象。在这种情况下，探索患者的体验或功能运作中的矛盾性区域时，患者会很明显地把这些区域体验为自我异类的，或"自我不协调"的，它们被视为不能融入患者的整合性自体图像中。这类信息通常可以被用作探究患者的冲突和／或人际困难的一扇窗。但是，当患者的身份认同弥散时，我们见到的情况则会完全不同——身份认同弥散的患者不存在整合性的、核心的主要自体体验。

就患有显著病理性身份认同的患者而言，当我们探索其交流中有明显矛盾的区域时，我们可以识别出其功能运作和自体体验的诸多矛盾性方面，且他们身上也不存在一种底层的或核心的自体感。这些患者很清楚他们的自体体验常常是不一致、内在矛盾、混乱的。事实上，对患有临床上显著的病理性身份认同的患者来说，当我们用不一致的区域面质他们时，他们通常会抱怨自己没有真实、稳定或整合的自体感。或者，他们会疑惑到底内在体验中的哪个方面是"真正的自己"。

**阶段3** 为了弄清患者身份认同的性质，我们也许仍需要一些额外信息，结构性访谈的最后一步便是获取这类信息。通常，在探究患者困难的性质和人格功能运作的过程中，我们已经获得了确定患者人格组织水平所需的大部分信息。例如，当患者描述他与下属之间反复发生的问题时，他会为访谈者提供关于冲突性区域中他人表征的信息。同样，当访谈者倾听患者描述他在婚姻和性方面的长期困难时，访谈者也能够获得关于患者客体关系质量的信息。

然而，为了更多地了解患者的内心体验，识别出病理性身份认同更微妙的形式和整合度较高的病理性自恋，直接评价患者对自己和他人的感受的整合程度是有益的。访谈者可能会说类似下面的话，用以过渡到访谈的这一阶段："现在，我想稍微换一种谈话方式，更多地把你当作活生生的人来了解。你可以告诉我，你如何看待自己，你觉得他人如何看待你。你也可以告诉我任何其他信息，只要你觉得可能有助于我真实地感受到你这个人即可。"

这一连串问题要求患者能够进行自体反思，能够整合性地看待自己的内心体验和外部功能运作。因此，在回答这一连串问题时，具有病理性身份认同的患者会产生一定的困难。当患者有困难时，访谈者应该带动患者，鼓励他更广泛、更深入地描述自己。例如，指出患者好像正在强调他擅长的事，但有没有一些区域是他比较难办的呢？或者，访谈者也可能指出，患者在描述他人如何看待自己时做得很好，却很少谈到他内心是如何看待自己的。

探索了患者自体感的整合程度后，访谈者可以最后再一次评估患者是如何体验其世界中的重要他人的。在访谈的这一阶段，我们将关注患者最亲密的关系，因为对严重人格障碍患者来说（他们缺少对自己生活中的人们的稳定的、整合的图像），当涉及重要他人时，患者感受他人时存在的缺陷通常最为明显。另外，虽然整合较好的自恋型患者拥有相对稳定的自体感，但到了访谈的这一阶段，我们已经可以清晰地辨别出这些患者，因为他们对别人的描述是不详细的、没有深度的。当这类患者描述与他们最为密切的人时，上述表现极为惊人。

为了进入问询的这一阶段，访谈者可以按照下面的内容与患者谈话："我想请你谈谈你目前生活中最重要的人。鉴于时间有限，你能否根据实际情况跟我谈谈他们，好让我能够对他们形成真实、生动的印象？"如果患者遇到了困难，访谈者可以带动患者，让患者选出与其关系最亲密的人，然后描述这个人，如果可能的话，可以用类似讲故事的方式进行描绘。

**病理性自恋**　当我们探索患者对他人感受的整合程度及其客体关系中的病态程度时，我们可以很快地诊断出病理性自恋。这是因为，虽然自恋型人格障碍患者可以在自体感相对稳定的背景下表现出与人格刻板有关的困难（因此，在访谈早期阶段，有时会难以区分自恋型人格障碍患者和高水平人格病症患者），但是，在访谈的最后阶段，当访谈者让患者描述与其关系亲近的人时，病理性自恋患者提供的对他人的描述会明显缺少细节和深度，甚至会达到与患者表现出的高功能运作和稳定自体感极不协调的程度。在访谈前期探索患者的客体关系时，我们通常能提前预料到这种情况。因为，自恋型人格者的客体关系具有需求满足的特征，根据这一点，我们可以做出明确的预测。

**既往史**　一旦我们对患者的主诉、人格功能运作和人格组织水平有了清晰的构想，我们便会简要询问患者的过去。因为，患者的过去与他目前的困难有关。这时，我们要获取的信息涉及患者的发展史，以及目前和过去的亲子关系和同胞关系。对于高水平人格病症的患者而言，当我们探索了患者目前的人格后，就会很自然地询问患者的过去。在这种情况下，患者对其既往史和原生家庭的描述，会深化访谈者对患者的理解，而且通常能让访谈者做出对患者冲突的性质和起源的初步假设。

相反，在具有病理性身份认同的患者中，患者目前的人格困难通常会严重浸染与过去有关的信息，以至于我们很难知道该如何利用患者提供的信息。不仅是患者对当前生活的描述，他对过去生活的描述也一样混乱、令人困惑、内在不一致。因此，在处理严重人格病症患者时，我们应当仔细评估患者的当前生活、身份认同稳固性和客体关系质量，因为这种做法可以提供评估人格病症所必需的资料。而且，我们最好只按照常规流程来探索过去，而不试图澄清或面质患者对过去经历的描述。

### 临床范例：结构性访谈的各个方面

32 岁的 P 女士身材娇小，留着齐肩长发，外表不太出众但令人舒服，她身着休闲服，没有化妆，看上去比真实年龄小。她与访谈者目光接触良好，回答问题时也有所思考。

在回答初诊治疗师的初始问询时，P 女士解释道，在过去三个月中，她发现自己感到"消沉"。对此，她找不到恰当的解释。P 女士的一位密友接受过心理治疗，收获很大，P 女士好奇自己是否也能得到帮助。

在访谈中，虽然 P 女士的心境是消极的，但她的情绪是全面的，也不存在抑郁症的植物性神经系统症状。她的低落心境没有造成功能运作损害。她也没有既往的抑郁症史。当访谈者问 P 女士，大概三个月前，她的生活中发生了什么变动（如果有的话）时，P 女士回答道，她的未婚夫搬到了她所在的城市，他们同居了。P 女士还说，这件事没理由让她感到抑郁，自己与男友之间的关系让她感到既快乐又舒服。

当初诊治疗师觉得自己全面了解了 P 女士的症状表现时，他便问道，如果抑郁心境确实影响了她在职业和社交生活中的功能运作，这种影响是怎样的。P 女士回答，她是一名演员，一直在试镜，但最近，她发现自己在试镜时会过分拘谨。她解释道，虽然在某种程度上，这个问题一直存在，但是最近，她面临的困难比以往更严重了。

在到目前为止的访谈中，访谈者几乎没有听到 P 女士谈论自己的职业生活。当 P 女士说自己是一名演员时，他有些惊讶。他的第一反应是觉得 P 女士正在追求好像不太适合她的职业。他发现自己很难把这位自食其力、毫无特色的年轻女性看成有可能成为出色演员的人。

访谈者问 P 女士目前在做什么工作，靠什么养活自己。P 女士回答说，她现在失业了。在过去两年间，她一直在参演某个电视剧，但她没有选择续约，因为她想追求自己一直以来的梦想——在剧院工作。就在这时，她开始遭遇试镜上的困难。

初诊治疗师继续询问 P 女士有关她的职业历史，他逐渐发现 P 女士其实小有名气。实际上，初诊治疗师曾经看过 P 女士所演的连续剧——一部标新立异、深受青少年观众喜爱的节目。他现在可以认出 P 女士就是那部剧中的主人公——一位时髦的年轻女性。至此，访谈者对 P 女士的反应有些混乱，当他试图理清这一点时，他发现自己的态度不仅体现了患者讲述她的故事的方式——在访谈早期遗漏那些能让访谈者欣赏她职业成就的细节——而且也反映了她有些抑制的、小女生般的自体表征。这种自体表征看起来与她的明星身份，以及她在电视中令人信服的演技不相称。

这时，P 女士继续解释，实际上，她在试镜时遇到问题是她决定找初诊治疗师的主要原因。尽管看她试镜的人都熟知她的名字和工作，但她发现自己在试镜时仍然表现得像个初出茅庐的小女生。初诊治疗师又问了一些问题，他发现 P 女士在面对镜头和现场观众时并不紧张，但她总是在试镜时遭遇困难。P 女士觉得她的问题最近变得愈发明显了，她觉得自己的这种表现可能会妨碍她获得自己想要的东西。

治疗师让 P 女士详细讲述（澄清）她在试镜时的体验，以及令她焦虑的特定环境。她解释道，在为电视剧中的某个角色试镜时没有问题，但为得到剧场里的工作而试镜时，她会感到自己的焦虑程度明显提高。另外，她发现，如果试镜时面对的是她特别崇拜或在行业中备受尊敬的男导演，她就会遭遇更多的困难。最令她费解的是，让她感到最不舒服的男性，恰恰就是那些认定她有天分、希望与她合作的人。面对这些男性时，她感觉自己走进试镜室的状态是"畏畏缩缩的"，但其实她最想让自己闪闪发光。试镜结束后，她觉得自己看起来像个傻瓜，这令她十分沮丧。最近一次走出试镜室时，她感觉自己像被羞辱了一样。

初诊治疗师继续询问 P 女士的恋爱和社交生活。P 女士描述了她与现男友之间五年的恋爱关系。他们的关系是相互支持、令人愉快的，虽然 P 女士觉得她与男友之间更像是兄妹，而不是恋人。P 女士还说，她觉得他们都有些性抑制。当初诊治疗师进一步询问时，他发现 P 女士曾与某些男性有过更具激情的邂逅，她与这些男性没有什么感情。但是，她又觉得她与男友之间的性关系是令她满意的。

P 女士有一些在剧院工作的朋友，还有一群大学时代的好友，现在都和她住在同一座城市。她对生活现状总体是满意的。她只是希望自己能放松下来，更多地享受生活。最重要的是，能让自己在试镜时感到更舒服，举止更恰当。

至此，初诊治疗师感觉，P 女士表现出的人格刻板很有可能处在高水平人格病症和身份认同相对稳固的背景下。该诊断性印象与以下内容相一致：在描述自己和自己的困难时，她的描述方式是有思考、有组织的；她的亲密关系和社交关系是明显稳定、深入的；她也能够投身于事业中。另外，初诊治疗师对她的个人反应与高水平人格病症是一致的——尊重和赞赏逐渐增多，对其人格和冲突的理解也逐渐加深。

　　同时，访谈者也惊异于以下两者间的明显解离：一方面是 P 女士的职业成就及其表演时的感受与行为，另一方面是她试镜时的感受和表现，在某种程度上她也是以同样的方式与治疗师相处的。访谈者想要评估这种不一致是否反映了围绕自我表现和竞争的冲突，患者把自我表现和竞争从主要自体中分裂出来，或者 P 女士的冲突是否是轻度病理性身份认同的表现。治疗师告诉 P 女士，他难以把下面的内容统一起来：在整个剧院的观众面前，即使台上只有她一个人，她都可以十分自在地表演，但在试镜时，面对一小群人，她却感到如此不舒服和羞怯。

　　P 女士也觉得这令人困惑，她告诉初诊治疗师，她一直试图弄明白这种情况，却徒劳无果。为了在试镜中感到更舒服，她还曾与自己的代理人和主管一起努力，却依然没有成功。对于她的小女生般的行为的具体诱因，P 女士能看出的也只是——她的焦虑与在强大的、她所崇拜的男性面前试镜之间有关联。她补充道，这很可能是"某种和父亲有关的东西"。

　　为了进一步加深自己对 P 女士及其冲突的理解，深化 P 女士对自身的认识，访谈者让 P 女士描述她自己。P 女士回答说，她认为自己是一个务实的人，有良好的价值观，还说自己富有同情心、温柔体贴、认真负责。年轻的时候，她在自尊上有着严重的问题。那时，与更加外向的朋友们相比，她经常发现自己处在默默无闻的位置上。尽管 P 女士现在不害羞了，但她依然觉得她对自己的看法落后于自己的成就。

　　当被问到她这样说的意思是什么时，P 女士解释道，虽然她明白自己拥有成功的事业，也十分知名，但她不觉得自己有所成就。她依然倾向于觉得自己被掩盖在他人的影子下。只有在表演时，她才认为自己是值得被注意的。初诊治疗师问 P 女士，她是否认为自己是争强好胜的人。她回答说，她不这么认为，但她意识到，别人经常有与她竞争的感受。最近，她也开始感觉到，也许她比自己认为的更加好胜。

初诊治疗师觉得他已经对 P 女士的主诉、人格和人格组织有了清晰的感受。她在没有情感性疾病的背景下表现出抑郁感，可能已经满足了适应反应的诊断标准。她近期的应激源包括离开电视台，去追求在舞台上演出的雄心以及和男友同居。她达不到 DSM-IV-TR 的人格障碍的诊断标准。她的主诉反映了围绕着防御性自体表征组织起来的人格刻板。在防御性自体表征中，她感觉自己像一个自我贬低的女孩，她的行为举止也如同自我贬低的女孩一般。她表现出与自尊有关的问题以及关于自我表现和竞争的冲突，这些都内嵌在神经症性的人格组织水平中。

**结束对主诉、人格功能运作和人格组织水平的评估**

一旦完成了对主诉、人格运作和人格组织水平的评估，我们便来到了诊断决策树（图 8-1）的分枝处。如果患者具有相对稳固的身份认同，评估过程的下一步便是评价患者人格刻板的严重程度。在高水平人格病症中，人格刻板的严重程度、患者的治疗动机及其对治疗的期待对于指导治疗计划来说是很重要的。如果患者表现出明显的病理性身份认同，我们下一步的工作便是评价患者的伦理功能运作及其病理性攻击渗入人格功能运作的程度。

我们需要指出，在结束初诊的评估阶段前，对我们有帮助的是，询问患者访谈中是否遗漏了或没有充分涉及某些东西，这些东西对于访谈者了解患者来说是重要的。

**评估人格刻板的严重程度**

一旦诊断为高水平人格病症，下一步便是评估患者人格刻板的严重程度。人格刻板的严重程度可以被概念化成三个层次。这三个层次在某种程度上是彼此重叠的（表 8-3）：

**表 8-3 评估人格刻板的严重程度**

---

患者适应不良的人格特质**有多刻板**

（相对灵活——非常不灵活）

患者适应不良的人格特质**有多极端**

（轻微适应不良或不太明显——极其适应不良且不合时宜）

患者适应不良的人格特质**有多广泛**

（相对集中，主要影响单个功能运作区——渗入所有功能运作区）

---

1. 刻板程度，从谱系最不严重的一端——相对灵活，跨越到另一端——非常不灵活。

2. 刻板性适应不良的程度，从谱系的一端——轻微适应不良或略微不合时宜的人格特质，跨越到另一端——极其适应不良的、非常不合时宜的人格特质。

3. 刻板性影响人格功能运作的广泛程度，从谱系最不严重的一端——人格刻板的表现相对集中，主要对单个功能运作区有不良影响，跨越到另一端——广泛的人格刻板，适应不良的人格特质对许多甚至所有的核心运作区域有不良影响。

　　当人格刻板十分**不灵活**时，患者会报告说，他无法消除或改变自己适应不良的行为模式，即使自己已经完全觉察到了它们并试图努力改变它们。例如，前一节中描述的女演员 P 女士，不管她做出怎样的努力，也不管她对自己说多少次——她那小女孩般的态度是不恰当的，她依然无法改变自己内心的感受和试镜时的人际行为。与此相对，如果她的人格刻板不灵活程度更低些，她便能够调整她在试镜中的行为，她也许会练习让自己更果敢，或者征求朋友的意见。如果她的人格特质不那么刻板，虽然她内心中可能仍然觉得自己像个小孩子，但她却能够把行为调整得更恰当。

　　当人格刻板极其**适应不良**时，患者无法改变的行为模式会非常不合时宜，妨碍功能运作（至少在某些情境下是这样的）。P女士表现出的人格特质只是略微适应不良——当她在某些导演和制作人身边时，会感到不舒服。虽然她的行为是不合时宜的，但她的行为不会让这些人彻底疏远她。与此相对，如果某位女演员无法控制自己，必须去掌控那些让她焦虑的情境。在面对试镜的压力时，她的反应是告诉所有人该做什么，批评、拒绝试镜管理者的指导，那么她的行为便是极其适应不良的——其社交上的不适宜程度远甚于P女士小女生般的表征，也更可能妨碍她，让她无法获得自己想要的角色。

最后，我们将考虑人格刻板的**广泛程度**——患者的人格刻板是在许多或大多数功能运作区中对人格有不良影响，还是更为集中，适应不良的行为只局限在单一或少数几个功能运作区域。

让我们回顾P女士，把她作为一个恰当的例子。目前为止，我们所看到的是，她倾向于表现出小女生般的自体表征。在大部分的试镜中，这已经成为一个明显的问题。虽然很明显她倾向于退却，"像小女生一样地"感受、行事，这已经成为她人际交往风格的一部分，但是，我们可以看到，在许多情境中，她的行为并没有过分不适宜，也没有严重到足以令她痛苦的程度。

### 评估人格类型和高水平人格病症

在评估了患者的人格组织，诊断其为高水平人格病症，评估其人格刻板的严重程度后，临床医师可以思考其是表现为某种常见的高水平人格障碍，还是表现为混合的样子。这类评估主要依据的是患者的人格特质。临床医师在反移情中对患者的反应以及他对患者核心冲突的评估。

正如第1章所说，有些被诊断为高水平人格病症的患者表现出某种"神经症性人格障碍"。精神分析文献曾描述过这些人格障碍，其中最常描述的是强迫型人格、癔症型人格以及抑郁-受虐型或抑郁型人格（在DSM-IV-TR中也收录了强迫型人格障碍和抑郁型人格障碍）。具有高水平人格病症的其他患者则满足DSM-IV-TR中表演型、依赖型或回避型人格障碍的标准。虽然，对于满足DSM-IV-TR中人格障碍标准的患者来说，许多患者患有更严重的人格病症，但是，这些诊断群中仍有一小组相对健康的患者，他们患有高水平人格病症。满足 DSM-IV-TR 中表演型、依赖型或回避型人格障碍标准的高水平人格病症患者，通常会表现出轻微的病理性身份认同，而且，在能够建立相互依赖关系的背景下，他们在感受自体／他人时，会表现出某种程度的浅表或轻度不稳定。在结构上，最适合这些患者的描述是，他们的人格组织落在科恩伯格定义的神经症性和边缘性水平的过渡区。

表 8-4 概述了高水平人格障碍。为了全面了解高水平人格障碍的描述性特征、心理动力学特征和临床特征，我们推荐读者阅读南希·麦克威廉姆斯（Nancy McWilliams）的《精神分析诊断：理解人格结构》一书，以及美国精神分析协会出版的《精神分析诊断手册》。

## 鉴别性治疗计划

我们组织起初诊的第一部分，是为了获取必需的信息，能够做出符合 DSM-IV-TR 的诊断和结构性诊断，而初诊的第二部分包括以下四点：（1）告诉患者诊断印象；（2）确定治疗目标；（3）回顾可行的治疗选项及其各自的收益；（4）帮助患者就采取何种治疗做出知情选择。

### 告知诊断印象

初诊第二部分的一开始，访谈者会告诉患者他的诊断印象。此时重要的是，初诊治疗师既要回顾轴 I 的症状和障碍，也要回顾人格病症。初诊治疗师在描述患者的困难，讨论诊断性议题时，应尽可能清晰、具体，避免使用技术性术语或行话。我们建议，讨论诊断性议题时，初诊治疗师应首先概括患者的症状和适应不良的人格特质，然后询问患者自己的构想是否准确，患者是否有需要补充或修改的地方。

某些障碍，如重性抑郁障碍或惊恐障碍，有清晰的诊断标准，可以供初诊治疗师参照。与此相反，与患者讨论人格病症时，初诊治疗师必须更多地依靠自己对该病症的描述和理解。初诊治疗师与患者讨论高水平人格刻板时，通常无须识

**表8-4 高水平人格病症中常见人格障碍诊断的核心特征**

内向 ← → 外向

| | 回避型 | 强迫性 | 抑郁型 | 依赖型 | 癔症型 | 表演型 |
|---|---|---|---|---|---|---|
| 身份认同 | 很大程度上稳固 | 稳固 | 稳固 | 很大程度上稳固 | 稳固 | 很大程度上稳固 |
| 情绪基调 | 恐惧 抑郁 | 情绪克制 | 忧郁 严肃 | 焦虑 | 情绪化 | 情绪过度 浅表 |
| 认知风格 | 高度警戒 | 关注细节 | 慎重、周密 | 易变 | 凭借印象 | 浅表 |
| 人际风格 | 害羞 对忽视和/或批评高度敏感 | 控制和/或施虐 挑剔 | 寻求爱 对丧失敏感 | 迎合 屈从 依附 | 寻求注意 诱惑的 | 需要注意 极度诱惑的 性感色欲的 |
| 对自体的态度 | 低人一等 不受欢迎 | 完美主义 道德优越 | 完美主义 自我批评 | 一无是处 贫乏 | 单纯天真、无力应对（仅限于带有性意味的情境下） | 幼稚 浮夸 性感色欲 |
| 常见症状 | 社交焦虑 社交孤立 想象中来自他人的嘲笑 | 焦虑，担忧型劳思 竭虑 | 抑郁，内疚型劳思 思竭虑 | 害怕被抛弃 当关系结束时悲伤、恐惧 | 性抑制 | 性滥交 情绪不稳定 暴怒发作 |
| 核心动力 | 围绕依赖的冲突 投射过度的自我批评 投射贬低脆弱客体的愿望 | 围绕俄狄浦斯攻击和依赖的折中形成 防御性退缩以竭力控制自己和他人 | 不能容忍攻击，将攻击转向自身 围绕被关心的冲突，以此防御俄狄浦斯冲突 | 围绕依赖和信任的冲突 防御性地理想化强大的重要他人，贬低自体 | 围绕依赖的俄狄浦斯冲突 | 围绕依赖的冲突 防御性地使用性活动，以此满足需要和攻击需要 |

别出具体的人格类型或使用术语"人格障碍"，因为这可能让患者感到困惑，或者感到被侮辱。我们推荐初诊治疗师解释人格刻板的构成及其与患者的主诉和适应不良的人格特质有什么关联。对于那些表现出严重人格病症的患者，初诊治疗师应围绕身份认同的构成展开讨论，从患者具有不完全稳固的或不稳定的自体感的角度，帮助患者概念化其问题。

## 临床范例：告知诊断印象

为了举例说明初诊治疗师可能如何告知诊断印象，让我们回顾本章早些时候访谈的女演员，P女士。访谈完患者后，初诊治疗师也许会这样说：

"听起来你好像在描述两个问题，它们可能相关也可能不相关。首先，你有点抑郁，这超出了你平时的感受，造成你心境改变的诱因也不清楚。我认为你没有达到'临床上'所称的抑郁症。'临床上所称的'抑郁症必须针对性地接受治疗。你的抑郁听上去更像是某种适应反应。你正在努力追求在舞台上表演的梦想，你的抑郁可能就是对这件事的反应。你目前的困难也可能与你和男友同居有关。我知道你很开心能和他一起生活，事态发展得也很顺利。虽然确实如此，但是，关于你迈出这一步，也就是关于你和男友同居这件事，可能在意识以外，有什么东西在困扰着你。到目前为止，你能理解我说的话吗？"

如果患者表明她能够理解初诊治疗师所说的话，而且觉得这些话有道理。初诊治疗师也许会继续说类似下面的话：

"你也描述了第二个问题。听起来，与你低落的心境相比，这一问题的持续时间更长。它涉及你如何看待自己，以及你如何在特定情境中展示自己。我怀疑这一问题与你最近的心境低落有关联。当然，事实可能并非如此。我所看到的是，虽然你知道自己是一个成功、成熟的演员，受到导演和制作人的尊敬，但因为某些不明的原因，当你走进试镜室时，你经常感觉自己像个小女孩，尤其是当你面对那些你仰慕的男性且感觉到他们也仰慕你时。再说得深些，这一困难好像是更加普遍的模式的一部分。在这种模式中，你维持着小女生般的自我形象。虽然看上去这并没有在大多数情况下造成问题，但我怀疑，当你焦虑时，这种倾向可能会变得更加明显。"

初诊治疗师可能会在这里暂停一下，再次观察患者是否和他"在一起"。如果患者看起来能够理解、同意他的话，初诊治疗师可能会继续告诉患者他是如何看待这一困难的：

"我认为你在试镜中面对的问题，可以被称为你人格中的'刻板性'。用刻板性这个词时，我的意思是：你无法调整自己的行为，使它合乎情理并符合你想要的样子，而是一遍遍做着同样的事情，无论你付出多大的努力想让自己表现得不一样却似乎无济于事。通常，这种类型的人格刻板是由意识之外的心理力量推动的。也就是说，因为某些你不知道的原因，当你试镜时，你被自动地、不自主地驱使着，把自己感受成孩子，而且在某种程度上你表现得确实像个孩子。你被驱使着这样做，尽管你明白这种行为是不适宜的，尽管你在意识中更愿意表现得不同。"

### 确定治疗目标

在评估过程中，许多患者虽然会描述众多的、广泛的困难，却有着具体的、相对有限的治疗目标。例如，我们可能会看到，在严重且极端适应不良的人格刻板背景下，某位患有惊恐发作的患者，只想针对惊恐发作进行治疗；或者，我们也可能看到某位患者，他患有广泛的、严重的人格刻板，影响着众多功能运作区域，但他的治疗目标只是想更有效地应对上司。

与此相反，对于心理治疗所能达到的效果，一些患者似乎有无限多的、非常不实际的期望。例如，我们可能会看到某位患者，她有广泛的抑制和自我挫败（self-defeating），并且已经干扰到了她在职业、恋爱和社交上的功能运作。她前来治疗，希望变得外向，在所有的互动中变得自信果断、"像我母亲一样"。这时，初诊治疗师的责任是，帮助患者明确他寻求治疗是为了什么——也就是治疗结束时，他希望获得什么样的改善。而且，初诊治疗师不该同意不切实际的治疗目标，如在上面的例子中，患者想改变自己的人格，变得更像她的母亲。

在选择治疗目标时，重要的是，初诊治疗师要帮助患者弄清他的个人目标是什么——他的情况中的哪些方面令他困扰到足以使他寻求治疗。在设立治疗目标前，初诊治疗师应该花时间仔细澄清人格刻板对患者功能运作的影响。当存在看起来很明显的功能失调区，患者却不对此感到困扰时，初诊治疗师应该让患者注意这一点。另外，患者在选择治疗目标时，却没有包含功能运作明显适应不良的特定区域，这体现了患者的某种立场。治疗师也应该探索这种立场中隐含的意义。

## 临床范例：确定治疗目标

为了举例说明患者可能有广泛的、一系列的治疗目标，让我们回顾有关 P 女士的范例。首先，正如我们说的，初诊治疗师会帮助 P 女士详细阐述她的困难的性质。其次，他会帮她澄清，在描述过的困难区域中，她想要治疗的是哪些。例如，像 P 女士这样的人可能会主要担心她的抑郁心境。或者，初诊治疗师想知道她是否有兴趣治疗她的性抑制。在 P 女士的例子中，初诊治疗师能够确定一个清晰的、比较具体的治疗目标。P 女士的目标是：在她的问题行为最明显、最适应不良的情境中（主要是试镜时，其次是在她与未婚夫的关系中），对于其将自己感受为并表现得像一个小女生的需要能够进行调整。

### 讨论治疗选项

患者治疗目标的性质决定了治疗选项。初诊治疗师的工作是促使患者做出知情的、自主的决策。初诊治疗师会用专业的经验和建议引导该决策。但是，患者的需要和愿望会最终决定决策内容，正如患者的个人目标和治疗动机水平所反映的那样。回顾治疗选项，在为患者推荐特定形式的治疗时，临床医师应该在治疗开始前，启动达成知情同意的进程。告知患者足够的信息，使其能够就是否接受治疗做出合理的决定，这是临床医师义不容辞的责任。

做出知情决定的第一步就是上面描述过的过程——初诊治疗师告诉患者他的印象和诊断性评估，然后帮助患者澄清他的目标。治疗师的下一步是回顾可能的治疗选项、潜在收益、成本，以及每种疗法的风险。例如，对于患有人格刻板的患者来说，与接受 DPHP 相比，简短的、支持性的疗法，或者认知行为疗法会耗时较少、比较便宜，可能压力也更小，但患者必须有比较清晰的目标。表 8-5 概括了在心理治疗中做出知情决定时所涉及的要素。

**表 8-5　动力学治疗的知情同意**

知情同意过程的目标是促成患者的自主决策。知情同意包括：

- 讨论患者的诊断，清晰描述患者的困难
- 讨论病程、病因，以及与患者主诉有关的症状
- 讨论如果患者不接受治疗的预期后果
- 描述 DPHP，以及与 DPHP 有关的风险和收益，包括预期疗程和可能的副反应（例如，焦虑或其他症状的暂时增多）
- 讨论有效的替代治疗，以及与之伴随的风险和收益

备注：DPHP=高水平人格病症的心理动力学疗法

对患有高水平人格病症的患者，若其主诉与人格刻板有关，则治疗选项包括以下几点：（1）短程的、聚焦的心理动力学治疗；（2）支持性心理治疗；（3）行为疗法；（4）认知行为疗法；（5）DPHP；（6）精神分析。如果患者的目标是调整较为灵活的人格刻板，这种人格刻板在病灶性功能运作区域特别令人困扰或适应不良，那么，基于患者具体的主诉，某种短程聚焦的、支持性的行为治疗或认知行为治疗可能是有效的。如果人格刻板是更不灵活的，那么，不太密集的治疗的有效性可能会随之降低，我们认为这表明更应该采用 DPHP。另外，人格特质越是适应不良，相应地，也会有越多的理由和动机来选择密集型治疗。

如果情况表明需采用 DPHP，那么，适应不良的、对功能运作有不良影响的人格特质所在的区域越是集中，DPHP 就越可能取得成功。如果人格刻板是更加广泛的，严重损害了许多或所有的功能运作区域，初诊治疗师也许会考虑推荐患者进行精神分析。或者，如果患者表现出广泛的、相对严重的人格刻板，同时又能选择某个具体的目标，DPHP 便可以是一种合理的治疗推荐。

初诊治疗师的任务是诚实地告诉患者他的评估：哪种治疗将处理患者病症的哪些方面，花费的时间、费用，以及可采取的治疗选项的潜在副反应。在推荐 DPHP 时，初诊治疗师应该描述潜在收益、费用、治疗的潜在风险，也应该告诉患者，如果不接受治疗，患者人格刻板的预期病程是怎样的。

为了描述 DPHP，初诊治疗师可能会说类似下面的话：

"DPHP 是一种疗法，可以帮助我们更多地了解你内心体验中的某些方面。这些方面隐藏在令你前来治疗的问题背后。焦虑和担忧驱动着你的行为，它们有些可能是有意识的，有些可能在你的意识觉察之外。DPHP 需要你在会谈中自由、诚实地谈论进入你的脑海中的内容，因为据我们所知，这种方法能最有效地、更多地了解你的内心生活。我的任务是帮助你识别出隐藏在你的困难背后的思维、行为和幻想的模式。DPHP 的基本思想是，随着你能更好地理解驱动你的行为的内在恐惧和焦虑，你将能够用一种更加灵活的、更具适应性的方式处理它们。"

另外，初诊治疗师应该说明，DPHP 是一种每周两次的疗法，通常会持续 1 至 4 年。同时，也存在着一些与治疗有关的风险——该疗法会激发强烈的感受，在治疗期间的某些时间点，患者可能体验到高度的焦虑，或者体验到其他症状（暂时的"副反应"）。患者应当了解到，虽然初诊治疗师推荐 DPHP，但也存在其他治疗选项，每种治疗选项都有自己的基本原理和风险 / 收益预测。

### 结构化评估

在临床应用中，我们推荐本章概述的临床访谈。但是，研究情境需要一种更具结构化的方法，确保治疗师能用统一的方式评估患者，使诊断性评估在不同的评估者之间以及不同的评估地点之间具有信度。为了满足这些需要，也为了促进临床实验研究中对人格组织的评估，我们已经开发出了人格组织的结构化访谈（Structured Interview for Personality Organization，缩写为 STIPO）。半结构化访谈形式的 STIPO 提供了一种标准化方法，可以用来收集与人格组织有关的信息，客观地对人格组织进行评分。

尽管我们开发 STIPO 的最初目的是为了研究使用，但我们发现它也可以是一种有效的教育工具。对于那些不太熟悉结构性评估和心理动力学观点的临床医师，STIPO 为其提供了一系列具体问题和后续调查，能够用于评价某些人格维度，这些人格维度与评估人格组织水平有关。

其他作者也研究了对人格病症患者的系统评估。派博的客体关系访谈已经被用于评估患者，而且被确定能够预测对不同形式简短心理治疗的治疗反应。韦斯滕和施卡德已经发展出了韦斯滕-施卡德评估程序（Westen-Schelder Assessment Procedure，缩写为 SWAP），一种运用 Q 分类法来可信地评估人格和人格病症的工具。SWAP 的评分基于患者对自己和他人的描述，其获取来源是临床访谈或治疗会谈中的人际叙述。

第 9 章

治疗阶段

我们可以认为，心理动力学疗法具有三个阶段，即开始阶段、中间阶段和结束阶段。虽然这三个阶段没有明确的划分界线，而是从一个阶段逐渐过渡到另一个阶段，但是，每个治疗阶段都有其可描述的典型特征，可以用来概念化治疗的进程。在本章中，我们会讨论高水平人格病症的心理动力学疗法（DPHP）的三个阶段，以及每个治疗阶段中经常出现的临床问题。

## DPHP 的开始阶段

DPHP 的开始阶段可以短至几个月，也可以长达一年。这取决于患者对探索性治疗的喜好程度以及治疗师的技能。开始阶段的早期任务是探索对自由开放式交流的早期阻抗，巩固治疗联盟，探索特征型阻抗以及识别主要的防御性客体关系。在开始阶段接近尾声时，治疗师和患者应该已经识别出核心冲突和与之相关的客体关系。开始阶段的工作成果是：患者更深层地领会了无意识的、动力性的心理过程，也增强了在冲突区域中的自体观察能力。

### 探索对自由开放交流的早期阻抗

当被要求与治疗师自由、开放地交流时，每位患者的反应都不尽相同，而是分别呈现出各自的特点。有些患者发现，如果他们没有事先准备好谈话流程，就很难前来会谈；对于"说出你想到的任何东西"这种无结构的要求，有些患者发现自己很难知道该说什么；而有些人则很难容忍沉默。DPHP 的治疗设置具有个人的、相对无结构的性质，治疗师要密切关注患者对此有何反应。早期干预应聚焦于澄清、探索由治疗开始阶段激发的焦虑上面，而且要特别注意分析阻抗，既要关注对自由开放交流的阻抗，也要关注特征型阻抗。探索患者对开放式交流的有意识阻抗和无意识阻抗，能够让治疗师识别、描述在治疗中活现的客体关系。

#### 临床范例：探索对自由开放交流的早期阻抗

为了说明对自由开放式交流的早期阻抗，我们以下面这位患者为例。在治疗的早期阶段，这位患者像例行公事一样，径直走进治疗室，坐下，然后马上开始事无巨细地讲述他的日常经历。患者的语气十分认真，他会持续地说上一个小时，中间基本没有停顿。在治疗的早期会谈中，治疗师等待着，想看看患者是否会放松下来，但患者的行为一直没有改变。这时，治疗师决定干预。

治疗师打断患者说，他有一种这样的印象：患者在会谈中有些焦虑，好像患者处理焦虑的方法之一就是前来会谈，然后有条不紊地报告最近发生的事情，只留下很少的时间进行反思。患者当时的回复是，他在用一种清晰、细致的方式努力为治疗师提供尽可能多的信息。然后，患者问治疗师，这难道不是治疗师想要的吗？

我们可以清楚地看到，患者感觉受到了批评。实际上，进一步讨论后，我们会发现患者已经预先精心挑选了每次会谈中要讨论的内容。在会谈前，他基本上已经排练过要说的话了。当治疗师帮助患者探索他这样做的动机时，他们发现，患者的行为是被担忧所推动的。他担心如果没有用信息填满时间，就会惹治疗师不高兴，或者被治疗师批评，又或者治疗师会认为患者不够努力或"做得不对"。探索这些焦虑使治疗师能够描述治疗中活现的客体关系：一个害怕被批评、迫切需要取悦他人的孩童自体，关联着一个严厉、苛求、爱批评的父／母亲。明确描述这一客体关系可以帮助患者放松下来，使患者能够更自发、自在地与治疗师交流。同时，探索这一早期的移情阻抗，可以作为一个切入点，帮助我们探索患者与权威人物之间的冲突。

另一位患者在治疗中难以自由地交流，抱怨自己在会谈中"完全不知道"该说什么，随后的沉默让患者充满焦虑。一段时间后，治疗师提出，也许患者希望治疗师能更主动些，告诉她该聊什么，以此安抚她的焦虑。如果这属实，患者也一定在疑惑，本来是一件很容易的事，为什么治疗师就是不帮她。

患者表示同意，实际上，这些想法是她一直都有的。无结构的治疗设置以及前来求助这一行为激活的客体关系是：一个索求的孩童自体，关联着一个疏远、自私的母亲形象。随着治疗师和患者进一步探索这些早期阻抗，上述内容都变得明晰起来。在上面的例子里，这一客体关系（此刻激活在移情中）得到了识别和探索，患者便觉得在会谈中不再那么动弹不得，也能够更加自由地联想、交流。而后，治疗师和患者开始把这一客体关系联系到患者在亲密生活中面临的反复发生的困难上。

## 巩固治疗联盟

在治疗中，高水平人格病症的患者完全有能力与一位关心他的、帮助他的专业人士建立治疗联盟[①]。因此，在DPHP中，在治疗师与患者的早期接触中，通常能容易而自然地建立起治疗联盟。而且，随着患者加入治疗中，与治疗师一起探索其对治疗设置的早期反应时，分析对自由、开放交流的早期阻抗可以巩固正在发展中的联盟。

然而，还有一组高水平人格病症患者，他们在巩固治疗联盟上有一定的困难。对于这些患者来说，在治疗的开始阶段，治疗设置会迅速、较强烈地激活适应不良的防御性客体关系。它们有力地浸染了患者对治疗关系的体验。最终，这种对治疗关系的扭曲会成为分析移情的基础。但是，对于人格更加刻板的患者来说，他们的冲突会立即被治疗情境激发。与高水平人格病症患者相比，早期的、比较强烈的负向移情会更迅速、更激烈地扭曲他们与治疗师之间的关系。这些早期的移情反应会干扰治疗联盟的自然发展。

DPHP治疗师通过积极地识别、探索这些移情来处理这一态势。该过程可以提升患者的观察能力，使患者在某种程度上远离扭曲治疗关系的负向移情，帮助巩固治疗联盟。从本质上，分析早期的负向移情能帮助患者更清楚地区分处于职业角色中的、帮助他的治疗师和负向移情客体。

## 临床范例：探索建立治疗联盟中的困难

为了说明某位患者在一段时间内较难建立起治疗联盟，我们以下面这位患者为例。从初诊一开始，这位患者就不停地纠正治疗师，而且就下面的问题与治疗师争夺话语权——治疗师是否理解了患者告诉他的与患者有关的信息。看起来，患者不仅不相信治疗师能理解他，更不用说能帮助他了，同时他也害怕自己落入了一个不称职的医生手中。

治疗师觉得治疗联盟没有进展。在反移情中，治疗师感到患者在

---

[①] 这与严重人格病症患者的情况反差很大。严重人格病症患者的早期治疗联盟通常是不稳定的，经常建立在理想化治疗师的基础上。

挑剔地攻击、贬低自己。治疗师开始疑惑患者会不会退出治疗。最初前来治疗时，患者的主诉是与其上司和下属合不来。患者觉得，他的上司既挑剔又爱贬低别人，而他的下属们则没有能力。治疗师在脑海中描述着正在活现的客体关系：处于主导地位的一方既挑剔又爱贬低他人，而处于从属地位的另一方则既感到无能，又害怕被拒绝。治疗师注意到，他是怎样从被患者批评的、无能的感觉转换到被患者贬低的、拒绝的感觉的。治疗师推断，患者这种令人不快的行为可能部分是被恐惧所激发的，即他害怕被治疗师贬低、批评，也许还害怕最终被治疗师拒绝。

在随后的会谈中，治疗师告诉了患者他对正在活现的客体关系的理解，并将其联系到患者与上司和下属相处的困难上。这样做时，治疗师采取了技术性中立的立场，明确表达对患者的关心，同时又保留着一种尊重、不批判、不贬低的态度，以此回应患者一开始的断然拒绝。治疗师描述了患者的态度——批评、贬低他人，以及担心治疗师没有能力、什么都不能给他。

治疗师还向患者指出，患者到治疗师这里来是为了寻求帮助。如果患者真的觉得治疗师不可能理解他，那么换别的治疗师会是更好的选择，但是，如果患者觉得治疗师也许能够给他一些东西，那么就值得去理解为什么患者要用那种方式对待治疗师，也值得去探索患者的这种做法与导致他前来治疗的问题之间的联系。

治疗师一直保持着好奇又关心的态度，既没有贬低也没有批评患者，患者开始反思治疗师的意见，承认治疗师提出了一个合理的观点，认为也许治疗师确实明白他在做什么。修通了这一早期的特征型阻抗后，患者与治疗师发展出一种合作感——通过共同工作来理解患者内部的力量。这种力量既会干扰治疗，也会干扰患者的感受，使患者感觉不到治疗师的帮助。

有些患者在巩固治疗联盟方面会有更多的困难。对这些患者而言，治疗的开始阶段通常要花费更多的时间。治疗联盟是在患者的观察性自体和处于特定身份中的治疗师之间建立的，初始阻抗则干扰了这种联盟的建立，所以，在与这些患者工作时，治疗师必须将更多的时间投入到治疗的早期阶段，从而识别出初始阻抗，并在某种程度上修通初始阻抗。相反，有些患者能够更自然地建立起治疗联盟。对他们来说，开始阶段会比较快速、比较顺利，因为患者能够快速地与治疗师合作，从而有助于识别、探索他对于投入治疗和治疗关系中的焦虑和阻抗。

## 正向移情

我们已经举例说明，在 DPHP 的开始阶段，早期的负向移情（negative transference）会干扰治疗联盟的巩固。与此相反，早期的正向移情（positive transference）能促进、支持治疗联盟的发展。因此，在 DPHP 中，我们通常不会探索或分析常说的"良性（benign）正向移情"——即针对帮助患者的治疗师的、相对无冲突的移情。在 DPHP 中，我们不会分析这些移情，而是将它们作为工具，以增强治疗联盟，促进对患者冲突性客体关系的探索。

我们必须区分良性正向移情和用于防御的表面上的正向移情。要想做出这种区分，DPHP 治疗师们可以记住，以防御为目的、被调动起来的正向移情是为了防止依赖的、攻击的、色欲的冲突性客体关系被激活。与更加中立的良性正向移情相比，这类正向移情往往情绪负荷度更高、整合不太良好，也更具理想化色彩。在 DPHP 中，我们会使用分析防御性客体关系的标准方法来分析理想化移情。

## 对早期特征型阻抗的探索

在第 6 章［DPHP 的技术（2）：干预］介绍的 DPHP 的技术中，我们描述了分析阻抗的核心作用。如果我们把阻抗定义为患者的防御操作在治疗中被激活，尤其是在移情中被激活，那么接下来，我们通常会发现，患者的特征型阻抗活现在他与治疗师的人际互动中，特别是在治疗的开始阶段中。

本章前面提供的例子——那个总是有备而来的、认真的患者，以及那个总是不屑一顾的、挑剔、好争论的患者——都阐释了在面对治疗师时，患者会迅速激活、活现他们的特征型防御。这两位患者在会谈中呈现出的正是他们在会谈外习惯做的事。患者的特征型防御会活现在治疗的开始阶段，这使DPHP治疗师能够描述、探索内含在患者适应不良的性格特质中的客体关系，从而最终发现患者主诉背后的冲突。

总而言之，在面对外部世界及与他人互动时，患者会反复采用适应不良的方法。在DPHP的早期阶段，当适应不良的方法活现在会谈内外时，我们会识别这些方法。借此，我们可以描述内含在这些行为中的客体关系，探索其自动、习惯性的活现是怎样用于回避底层核心冲突的。分析主要的防御性客体关系，为我们铺设了一条道路，使我们能够识别患者的核心冲突，运用本书第二部分中描述的策略、技术、技巧来分析患者主诉背后的冲突。

## 改变和向中间阶段过渡的标志

前来寻求治疗的高水平人格病症患者通常具有发展相当良好的自体观察能力。然而，在冲突区域，防御操作通常会阻碍患者的自体观察能力，从而使患者的自体观察能力受到更多的限制。在DPHP的开始阶段中，患者会发展出更强的内省能力，以及在冲突区域中观察自己的思维、感受和行为的能力。我们可以把这种转变理解成患者自体观察能力和内省能力的增强，是治疗师从技术性中立的位置探索患者的内心生活带来的结果。在DPHP的开始阶段中，我们看到的自体观察能力和内省能力的增强，通常伴随着更强的觉察能力——更能觉察到幻想以及其他稍纵即逝的想法和感受。在过去，这些内容是被患者忽视或没有被意识到的，因为这些内容与冲突有关。

在开始阶段，患者开始熟悉"无意识动机"的观念。取得这一进展的前提是，治疗师有技巧地、系统地探索患者的防御操作和深层焦虑。患者会意识到，那些使他们前来治疗的、适应不良的行为特质，以及重复性的思维、感受和情绪体验是被推动的、有意义的。患者的人格特质和适应不良的行为会变得更加自我不协调，故患者开始质疑曾习惯性地对其进行的合理化。

随着开始阶段的进展，患者开始发展出一些能力，即能够容忍自己觉察到先前内心生活中被解离、被压抑的部分，也能够反思对自体和他人的冲突性体验。治疗师的干预，尤其是澄清、面质、从技术性中立的位置分析阻抗，可以促使被压抑、被解离的心理表征浮现进意识之中。治疗师容忍、接纳的态度会支持患者，使其更能容忍自己觉察到冲突性客体关系。患者将逐渐表现出更强的容忍力，即能够更好地容忍自己觉察到冲突性客体关系，这预示着其人格刻板程度的下降，标志着治疗过渡到了中间阶段。可能与这种能力共同出现的是，患者也能够更好地在移情中进行工作。

# DPHP 的中间阶段

DPHP 的中间阶段可能持续 1 到 3 年。中间阶段的主要任务对应着第 4 章（"DPHP 的策略和治疗设置"）中描述的治疗策略。因为这本书的大部分内容都致力于描述这些策略及其如何实施，因此在这里，我们只简单地谈论中间阶段的核心任务，强调在中间阶段中常见的临床进展。

## 探索、修通反映核心冲突的客体关系

当治疗进入中间阶段时，患者已经领悟了自己的核心冲突的性质。这是治疗开始阶段的工作成果。我们已经探索了防御性客体关系，也识别出了冲突性客体关系（该关系对应着导致患者前来治疗的困难背后的无意识动机、焦虑和幻想）。中间阶段的核心任务是，当冲突性客体关系活现在治疗中或者活现在患者与他人的日常互动中时，修通患者的核心冲突。

"修通"这一术语指的是，在一段时间内，在不同的情境下，反复活现、识别和探索一系列特定的冲突性客体关系。修通过程始于治疗的中间阶段,持续至结束阶段,并在治疗结束后患者可以不再依赖治疗师而自己完成。然而,大部分的修通都发生在 DPHP 的中间阶段。总而言之,DPHP 的中间阶段的核心任务是探索、修通位于患者主诉背后的冲突性客体关系及与之有关的焦虑。通过完成这一任务,它们可以被更灵活地整合进患者的主观体验之中。正是通过联系治疗目标以及修通患者核心冲突的过程,治疗师降低了患者人格的刻板程度,改善了其症状。

### 容忍更"原始的"心理内容和情绪的能力

在 DPHP 的早期所呈现的客体关系主要是防御性的。它们比较接近意识层面、整合较好。而且,如果底层的冲突性动机及与之有关的焦虑在治疗早期表现出来,其形式会是相对"美化的"或"文明的"。准确地说,这些表现是底层冲突的衍生物,其形式通常不是底层冲突性动机和焦虑的直接表达或表现。与此相反,当患者进入并逐渐渡过中间阶段时,被揭示的客体关系会更直接地表现出冲突性动机及与之有关的焦虑。

在 DPHP 的中间阶段,患者更能接触到自己的内心生活,也更能容忍自己觉察到自己内心世界中不被接受的和被回避的那些部分。因此,与早些时候我们看到的客体关系相比,在治疗中期被激活的客体关系也许更加极端、更平面、分化更加不良(这里指的是活现的内在客体关系的内容和表征的特点),更具象化、情绪负荷度更高(这里指的是与活现的内在客体关系有关的体验的特点)。随着威胁性、冲突性的客体关系活现在治疗中并被转换成言语,涵容型治疗师所持的容忍、接纳的态度会支持患者,使其能够容忍自己觉察到更大范围的心理体验。

在 DPHP 中,患者内部的发展进程是:逐渐能够容忍自己觉察到内心生活中先前被压抑的、不被接受的且经常是高负荷的那些方面。这一过程有时被称为"疗愈性退行"或治疗的"深化"。此时,某些客体关系会变得有意识且活现在治疗中。与高水平人格病症个体的意识体验所具有的典型特点相比,这些客体关系的整合程度不高、比较"原始"。看起来有些矛盾的是,向整合度更低的客体关系和情绪的这种"退行性"移动，标志着治疗在中间阶段的进展，因为患者能够接触到之前无法接触的心理内容。疗愈性退行和治疗的深化是 DPHP 在中间阶段时所具有的特点。

### 移情加剧，更加聚焦于在移情中进行工作

有些高水平人格病症患者非常适合在移情中进行工作，但另一些患者却不太容易发展出移情感受或者利用移情感受。然而，虽然耗时长短可能不同，但是，随着治疗中间阶段的进行，大多数患者会发展出更强的利用移情的能力。

这种能力反映出患者更能容忍自己觉察到冲突性的动机和表征；患者能更高效、更自在地处理移情的内容，因为他们已经不那么害怕体验到攻击性的、依赖的、色欲的冲突性愿望、需求和恐惧。在 DPHP 中，随着患者逐渐过渡到中间阶段，治疗逐渐深化，先前被压抑的冲突性客体关系会接近意识层面，并经常活现在移情中。在 DPHP 中，与早些时候在治疗中被激活的移情相比，中期阶段活现在移情中的客体关系往往情绪负荷度更高。

### 修通反映核心冲突的客体关系：先处理偏执性焦虑，再处理抑郁性焦虑

"治疗有不同的阶段"这一话题引发了下面的疑问：在 DPHP 的治疗中，当我们探索患者的冲突时，是否通常会遵循特定的顺序？首先，我们必须说，在治疗中，冲突展开的顺序有巨大的差异，不仅因人而异，也取决于哪个冲突对该患者的威胁最严重。其次，我们已经描述了，当决定何时干预时，情绪显著原则和由浅入深原则是怎样引导治疗师进行干预的。

然而，在中间阶段，当患者的核心冲突已经被识别、探索，其与主诉相关的部分正在修通时，治疗师经常会发现，自己在会谈中面对着两组焦虑，它们都活现在治疗中，也都是在意识层面的。一组焦虑的活现会防御另一组焦虑的激活，反之亦然。在这种情况下，治疗师不得不做出决定：此时该将哪组焦虑视为原发

性的，将哪组视为防御性的。

面对两组不同焦虑的活现时（一组被用来防御另一组），比较好的做法是，先修通偏执性焦虑，再处理抑郁性焦虑。正如我们在第 2 章中讨论的那样，**偏执倾向**意味着患者内心世界中充满威胁性的那些部分被从自体体验中分裂出来，投射到一个客体身上。因此，在面对被感知为具有一定威胁性的客体时，患者会觉得自己处在危险中。这时，责任和内疚便被外置了，而主导的情绪则是恐惧。相反，**抑郁倾向**意味着有能力容忍冲突性的动机和情绪状态，而不是将其投射出去。这时，患者不是为自己害怕，而是为其客体害怕。患者自身具有攻击性的和自私的动力，客体因此处于危险之中。与抑郁性焦虑有关的主要情绪是内疚感和丧失感，且通常伴有修复的愿望。

与偏执性焦虑联系在一起的是，相对极端或平面的、全好或全坏的自体和客体的表象。也就是说，如果我有偏执倾向，那么我害怕、憎恶的人与我爱的、信任的人是完全分开的；如果我感到有恨意或有竞争感，是因为我恨的客体就该被恨，或者该被打败。（注意：只要我分隔开爱与恨这两组客体关系，就不存在冲突。）另一方面，与抑郁性焦虑联系在一起的是，整合相对良好的或双重心力的对自体和客体的体验；我可能破坏的人也是我爱的、信任的人；我是一个爱着又破坏着的人，我的客体也是。（注意：在这种情况下，冲突是不可避免的。）

先修通偏执性焦虑，然后转到主要为抑郁倾向的焦虑上，会使患者更有能力维持一种逐渐深刻、稳定、复杂的对自体及客体的表征。因为在面对完整的、双重心力的客体时，个体最能充分体验到内疚和哀痛感。在治疗中，先处理偏执性焦虑，再处理抑郁性焦虑，能促进抑郁性焦虑的修通。相反，如果先处理抑郁性焦虑，再探索偏执性焦虑，存在的风险是，偏执性焦虑只会"转入地下"。在这种情况下，偏执性焦虑可能不太容易得到探索，同时也会干扰抑郁性焦虑的完全修通。

先处理偏执性焦虑，再处理抑郁性焦虑，这一规律既适用于某次会谈中的微观过程，也适用于长达数月甚至数年的宏观治疗过程。在宏观层面上，随着在中间阶段修通偏执性焦虑,抑郁性焦虑会逐渐更稳定地成为治疗的焦点。在微观层面上,治疗中,一旦识别、探索了核心的偏执性焦虑和抑郁性焦虑,以及与之有关的客体关系,患者便往往会在偏执性动力和抑郁性动力之间来回振荡。这是修通过程的一部分。因此,虽然治疗的总体轨迹是在冲突区域中更加稳固地建立起抑郁水平的运作,但在治疗过程中,患者通常会不定时地、于各次会谈中在偏执倾向和抑郁倾向之间来回摆动。

## 临床范例:先探索偏执性焦虑,再探索抑郁性焦虑

一名 25 岁的法学院学生在未通过律师资格考试后前来就诊。在治疗开始后的几个月,她对治疗师的态度像孩子般单纯,也过分讨好。探索、理解这一客体关系,最初是依据患者对某个母亲形象的恐惧——这个母亲形象既争强好胜,又具有贬低患者的意味。当这些焦虑被部分修通后,患者开始觉察到,自己在一定程度上有与母亲和室友竞争的感觉。患者知道母亲一直想要却从未获得一份工作,而她自己却很可能成就一番事业。患者不愉快地认识到,在某种程度上,她居然以此为乐。与此类似,她的室友没有伴侣,很不开心,但患者却与一个新交往的男友相处得很快乐。

在治疗了九个月后,患者接受了她一直约会的那位男士的求婚。随后几周,治疗师发现患者对她越来越恭敬。患者的这种态度让治疗师想起治疗最初几个月时患者的行为。治疗师向患者指出了这一点,患者承认她已经觉察到,在与治疗师的关系中,自己有取悦、吹捧治疗师的愿望。她怀疑这与她最近的订婚有关,也可能与她的母亲有关。

在倾听患者时,治疗师思考着如何干预。她可以关注对抑郁性焦虑和内疚的防御,把以下两者联系起来:(1)患者的顺从行为;(2)患者努力让自己看起来不那么幸运,或让自己感觉自己不那么幸运,因为她害怕让那些不太幸运的人——她的妈妈、她的室友、也许还有

治疗师——感觉糟糕。另一方面，治疗师可以关注对偏执性焦虑的防御，把以下两者联系起来：（1）患者的顺从行为；（2）患者努力躲避"坏"的母亲形象的报复性进攻，这个母亲形象会憎恨患者的幸福和成功。这两组动力显然都是活跃的且都已经被探索过。这两组冲突也都具有情绪负荷，也都比较接近意识层面。

　　按照先处理偏执性焦虑，再处理抑郁性焦虑的原则，治疗师选择先处理患者的偏执性焦虑，即担心被母亲攻击，担心莫名其妙被治疗师憎恨。治疗师这样做的依据是，探索并进一步修通患者与母亲形象竞争的偏执性版本，将有助于患者更好地涵容自身的竞争愿望和敌对愿望，同时也可以促使她维持一种整合更好的、双重心力的对母亲的看法。这种看法使患者能够认识到母亲在面对患者攻击时的脆弱。反过来，有能力更好地保持与母亲之间关系的矛盾性表象，也可以促使患者在更深层面上修通抑郁性焦虑。如果治疗师跳过偏执性担忧，直接处理患者对抑郁性焦虑的防御，可能就无法达到这样的效果。

## 抑郁性焦虑对抗偏执性焦虑："道德防御"

　　我们已经讨论过，就高水平人格病症患者而言，他们可以在微观层面和宏观层面上激活偏执倾向，以此防御抑郁性焦虑。此刻，我们想谈论一种特殊的特征型防御。在这种特征型防御中，抑郁性客体关系和焦虑的活现，一方面被用于防御偏执性客体关系的激活，另一方面被用于防御理想化照料关系的丧失。这种防御操作由苏格兰精神分析家罗纳德·费尔贝恩（Ronald Fairbairn）首次描述。他把这种现象称为"道德防御"（moral defense）或者"超我防御"（defense of the superego）。大致上，费尔贝恩观察到：内疚、丧失、自卑、自我批评和"坏"这些突出的、意识层面的感受有时并不能反映针对俄狄浦斯冲突或抑郁性冲突的抑郁性焦虑，应该最好把它们理解为防御性客体关系——帮助压抑与依赖性客体关系有关的偏执性焦虑。

通过观察遭受照料者虐待的儿童，费尔贝恩提出了道德防御理论。费尔贝恩注意到，这些孩子通常不会因为被虐待而责怪照料者，而是往往理想化照料者，把自己视为"坏的"。一方面，这种心理状况转化为孩子意识层面的体验就是：遭受虐待是"我的错"，因此，现状或多或少"在我的控制下"。另一方面，这种意识层面的、对自体和他人的抑郁性体验，能用于帮助压抑与照料者有关的偏执性焦虑，这些照料者冷酷无情、无法得到、混乱、残酷或者喜欢利用孩子。大体上，孩子的体验是："不管怎样，我是坏的，或者是不够好的。这就解释了为什么照料者不坏，却对我很不好。"

费尔贝恩详细地描述了他的理解。他认为，孩子有强烈的动机去认为其父母在本质上是好的。从心理层面上来讲，这类似于希望活在一个健康美好占主流的世界中。通过假设自己是错的，孩子便可以创造出或保护一个理想化的照料关系，同时成功地压抑掉关系中偏执的方面。这一心理情境为孩子提供了一种掌控的幻想。比起感到"我是一个无助的受害者，伤害我的人本该爱我、照顾我，但显然他没有这样做"，孩子宁愿感到"我是一个坏孩子，我活该被虐待，但如果有一天我能好好表现，我就会被爱"。

虽然道德防御这一概念来自对遭受虐待的儿童的观察，但是，我们在很多类患者身上都能发现这种防御。他们保护自己，不让自己觉察到父母的冷漠或敌意。在高水平人格病症患者中，道德防御的表现形式通常是抑郁感和自尊问题。这反映了意识层面的主要特点——防御性客体关系是围绕着自体不招人喜爱或不值得被爱的看法组织起来的。通常情况下，患者的这些自体表征十分不同于他人对其感觉以及治疗师在反移情中的体验。事实上，这些患者总体上是关爱他人、乐于给予、优雅得体的。但他们好像完全深陷在泥沼中，耗费大量精力来憎恨自己。这种表现所表达的并不是无意识内疚，而是一种被高度推动的努力——患者努力维持着一种表象，即这个世界是正常的、充满爱意的，只有好客体，没有偏执性焦虑。

如果从这本手册中列出的无意识冲突模型的角度来思考道德防御，我们便可以描述防御性的、自责的客体关系是怎样一方面帮助压抑偏执性焦虑，另一方面又维持着对理想化照料关系的信念的。这里所说的底层冲突性动机指的是希望成为一个充满爱意的、满足的孩子，成为一个充满爱意的照料者的关注焦点。依靠道德防御的患者不能在意识中容忍体验到这种非常愉快的、渴望已久的依赖性客体关系的活现。因为一旦他们开始觉得自己值得接受充满爱意的照料，偏执性焦虑就被激发了（"我的照料者恨我、虐待我"），丧失的痛苦感受也随之而来（"我很想被爱，但我的照料者可能永远都不会那样爱我"）。否则，这些感受便都是无意识的。

这些痛苦的情绪会强化防御性客体关系，因为患者倾向于强烈坚持自己的"坏"。如果这种防御未能成功压抑偏执性焦虑，患者便会在意识层面中体验到照料关系的恶意表征，同时伴随着恐惧感和敌意，最终感受到痛苦的丧失感。

我们在临床上看到的是，当患者的防御性体验受到挑战时——不论是他在生活中必须承认自己真正被爱着时，还是在治疗中他的自责被面质为防御时——他的反应都变得更加自我批评，试图进一步压抑偏执性的客体关系。只要他开始质疑自己的"坏"和不值得，偏执性客体关系就有浮现进意识之中的威胁。当防御性的努力以失败告终时，底层的偏执-依赖性客体关系就会浮现进意识之中，并且在患者当前的人际关系中活现。这时，患者可能会有不加掩饰的偏执性想法和感受。因此，修通道德防御需要患者容忍自己觉察到这些偏执性客体关系，最终修通对该客体关系两端的认同，同时哀悼被高度看重的、理想化的、与照料者之间的关系表象的丧失。

当患者用抑郁性焦虑来帮助压抑偏执-依赖性的客体关系时，在 DPHP 中我们要采取的技术手段与之前概述的、用于分析更直接的抑郁性冲突和偏执性冲突的方法没什么不同。但是，在这种临床情况下，特别重要的是，治疗师不该让理论限制自己，而是应该对患者交流的内容保持开放的心态。

例如，治疗师可能受到强烈的吸引，想立刻假定患者的自我批评反映了无意识内疚。但是，如果患者处于道德防御的情况下，治疗师提出患者自我批评的根本原因是无意识内疚，那可能导致治疗师做出不精确的诠释。这时，旨在识别出无意识内疚的诠释，会帮助压抑底层的偏执性客体关系，而不是允许这些客体关系浮现进意识之中。如果它们浮现进意识中，就可以为患者提供机会，使患者能够修通自己的焦虑——他们希望觉得自己像个被爱的、充满爱意的孩子，却又对此感到焦虑。

## 临床范例：道德防御

患者是一名 50 岁的已婚妇女，她的孩子已成年。多年来，她最好的朋友一直在突然地、毫无缘由地攻击她，拒绝她。患者前来治疗时是抑郁的。一直以来，她都认为自己是"可有可无"的，她也描述了最近发生的事如何强化了她的这种看法。而且，不管她的丈夫怎样开导她，她都无法放下那种"不管怎样都是自己错了"的感觉。

患者用她的大部分时间去照顾别人：她的孩子、丈夫、年迈的父母、一个得了慢性病的妹妹、其他亲戚，以及数量更多的朋友们。然而，她却对治疗师说，她觉得自己"没有价值"，她相信即使自己消失了可能也没人会注意到。患者之所以前来治疗，只是因为她的丈夫坚持认为她需要帮助。患者的丈夫还坚持要参加初始访谈，因为他有预感，患者会用非常贬低的方式介绍她自己。这会让治疗师很难理解到，患者对自己这种自我批评的、贬低的看法实际上是非常不现实的，而且是防御性的。

在治疗刚开始的几个月间，活现的客体关系反映出了移情的性质：一个"可有可无的"小女孩，感激着可能从母亲形象那里得到的任何照料和注意，这个母亲形象是理想化的——乐于给予、善于理解，而且"重要"，同时却又不关心这个小女孩的需求。在这一阶段中，治疗师指出，患者正在努力维持对事物的某种看法——例如，总是极度贬低自己的成功，轻视自己对别人的重要性，同时又没有注意或认识到别人可能会有的缺点或局限性，包括治疗师在内。治疗师还指出，只要这个防卫森严的世界观出现了一丝裂纹，患者就会变得焦虑、自我批评。

治疗六个月后，患者被授予了一个奖项，以认可她对某个国家机构的服务。同时，这个机构也为她提供了一个非常有影响力的、高薪的行政岗位。患者最初的反应是感到"受宠若惊"和"不配"。她觉得自己应该会拒绝这份工作，但她的丈夫坚持认为，她是迄今为止最适合这份工作的人，他不同意她拒绝这份工作。然后，患者才考虑接受这个职位。

人生中第一次，她开始有了强烈的偏执感。她向治疗师描述了自己的感觉。她觉得丈夫只是为了钱，才让她接受这份工作。她突然把他看成一个"剥削者"而不是"保护者"。与此类似的是，患者觉得治疗师并不是真正有兴趣帮助她。她觉得自己对治疗师讲话时，治疗师实际上在想自己的事情。虽然有些时候，患者会觉得她这样想是荒唐的，但这些关于丈夫和治疗师的想法是高度情绪负荷的，在患者看来也是可信的。这种比较强烈的反应来势汹汹，持续几天后才会消散。

患者的成功以及被爱、被欣赏的感受激活了其冲突。患者和治疗师在接下来的几个月分析、修通这些被激活的冲突。他们发现，当患者"做出反应"时，她的主观体验已经被一种偏执性的客体关系淹没了。这种客体关系具有的是自私、无情、剥削的母亲形象，而患者却依赖着这个母亲形象。该客体关系的活现伴随着敌意、恐惧和明显的偏执。这些偏执性客体关系最终突破了患者十分僵硬的抑郁性防御。在此之前，它们都是完全无意识的。

随着这一客体关系被识别、探索并修通，它逐渐被联系到患者与母亲的关系上。患者的妹妹得了慢性病，她的母亲完全忙于照顾她的妹妹。患者一直将母亲理想化为"圣人"。在意识中，她认定自己曾有一个非常幸福的童年，受到母亲的照顾。只要是她想要的，但凡是合理的，母亲都会给她。然而，随着时间流逝，那些深藏心底的被忽略感，以及时不时被母亲残酷对待的感受终于浮现出来。母亲忙于照顾生病的妹妹，却忽视了患者。但是，似乎患者与母亲之间的问题远远不止于此。

在接下来的几个月中，患者在回顾过去时开始接受，在她的整个童年以及她成年后的很多时候，母亲的行为经常带有明显的敌意。实际上，这么多年来，很多亲戚朋友一直在谈论这件事，但患者既没有意识到母亲的态度，也没有理会周围人的看法。她开始领悟到，她的母亲对她有着敌意和憎恨，而且，她反过来对母亲的敌意与憎恨是她一直不能容忍的心理现实。它们被分裂出去，遭到了压抑。患者依附着由好妈妈和可有可无的孩子组成的防御性客体关系。这帮助压抑了偏执性客体关系。患者对理想化照料关系的希望也因此得以延续下去。

运用 DPHP 治疗这类患者时，修通过程中的很多地方都会涉及让患者容忍、哀悼依赖性关系的理想化表象的丧失。随着这一过程的进展，患者会更有能力去现实地体验、容忍攻击和怨恨，不论这种攻击和怨恨是直接指向还是来自于患者所爱的、依赖的人。最后，患者会得到新发现的、值得被爱和被照料的感觉。

虽然偏执性客体关系被激活和活现可能是戏剧性的，修通偏执性焦虑也可能充满挑战且需花费大量的时间，但是，这类患者所斗争的核心焦虑是令人痛苦的丧失——即丧失了理想的、照料他的母亲或其他照料者，以及与之关联着的毫无攻击性、完全值得被爱和被照料的理想自体。

## 负性治疗反应

术语**负性治疗反应**描述了这样的情况：患者取得了一定的治疗成果，但他随后的反应却是症状更严重、更焦虑或更抑郁，或者是撤销已经取得的成果。虽然负性治疗反应可以发生在治疗的任何阶段，但它们最常出现在 DPHP 的中间阶段，因为这时，患者开始现实地感受到治疗师和治疗提供的帮助。

对于高水平人格病症患者来说，负性治疗反应的动力通常与患者的内疚感有关——他们对得到帮助或取得成果怀有内疚感。这种内疚感可能是意识层面的，也可能是无意识的。患者经常会觉得自己不配得到治疗师的帮助，或者担心自己取得的任何成就都会让他人付出代价，或者会让患者"抛弃"自己在乎的人。这种负性治疗反应反映了抑郁性焦虑，需要艰苦地修通——有些患者需要修通很多次——该过程会持续整个中间阶段，在结束阶段会被再次处理。

我们要牢记，负性治疗反应并不总是抑郁性冲突的结果，有时负性治疗反应反映了对偏执性焦虑的防御。在这种情况下，患者认识到"治疗师是有帮助的，或者治疗师提供了一些有价值的东西"。这会让治疗师在患者眼中看起来"过于强大"。因此，治疗师的帮助会激发各种感觉——自卑、嫉妒、敌意，还有害怕被剥削或被控制，同时伴随着撤销已取得的所有成果的冲动。负性治疗反应是与嫉妒有关的偏执性焦虑的结果，常见于严重人格障碍的患者中，特别是自恋型患者。在高水平人格病症患者身上，虽然没那么常见，但我们也会看到这种形式的负性治疗反应。具有高水平人格病症和明显自恋冲突的患者特别容易因嫉妒而产生负性治疗反应。

## 临床范例：负性治疗反应

为了阐述这两种形式的负性治疗反应，以及它们在 DPHP 中有怎样的表现，让我们回顾本章前面描述的患者。这位患者在治疗的开始阶段如此困难、如此强辩。当时，活现的客体关系是批评、贬低他人的上司和不称职的下属。在这位患者的治疗中间阶段的初期，患者收到了对他的工作的评价——他的管理工作做得更好了。这位患者很高兴，但是，当天晚上前来会谈时，患者却开始疑惑治疗的进展是不是太慢了，是不是另一个治疗师或另一种疗法会更有效。这位患者抱怨自己情绪低落。随着会谈的进行，他开始对治疗师感到一丝偏执：患者疑惑治疗师为什么不讨论改变的可能，而且，当他提出要有所改变后，治疗师为什么不直接回答他。

治疗师的答复是指出患者明显矛盾的地方：一方面是患者目前对治疗师和治疗的态度，另一方面则是他在工作中获得的积极评价。看起来，治疗正在帮助患者解决使他前来求助的困难，但与此同时，患者却发现自己特别不满意。治疗师继续提出，或许，有些矛盾的是，患者发现治疗师能够帮助他，但他却不是特别高兴。当患者暗示他并不否认这一点时，治疗师继续说道，也许这种情况让患者觉得治疗师"太强大"了。好像治疗师的帮助让患者觉得遭到了贬低。治疗师能够帮助患者处理他自己无力处理的事情，仿佛在借此"让他难堪"。

治疗师还说，是不是最近在治疗中取得的成果让患者不仅觉得沮丧，还对治疗师产生了怀疑。毕竟，如果治疗师有"真货"给你，为什么不更多、更快地给出呢？患者承认，他曾偶尔有过这种想法。而且，当患者反思这种想法时，他意识到，那天，他对治疗师一直有不信任的感觉。

在治疗中间阶段的后期，患者又一次在工作中获得了积极评价。患者前六个月的治疗都被用来理解、修通他对上司的冲突性感受。对患者进行工作审核时，上司说他非常喜欢与患者一起工作，还说他强烈建议给患者升职。

第二天前来治疗时，患者告诉了治疗师这个好消息，但他又说自己突然感到抑郁——至少与他第一次来做治疗时一样抑郁。他再一次怀疑治疗是否真的有用。到了会谈的最后，他宣布他已经决定终止治疗。毕竟，可能他已经达到了所有能达到的成效。

治疗师又一次把患者当前的抑郁心境和他对治疗的虚无态度联系到他的工作业绩上。治疗师提出，患者现在感觉抑郁且想要终止治疗可能是因为，在意识觉察之外，他感觉自己不配得到治疗中获得的帮助，或者为此感到内疚。患者立刻说道，得到上司的鼓励后，他仅仅高兴了一分钟，然后就开始担心升职后，自己会处在与上司竞争的位置上。另外，他也会赚到更多的钱，而治疗师可能永远无法挣到同样多的钱。

## 修通冲突性客体关系的发展性前身

第6章［DPHP 的技术（2）：干预］介绍了诠释的过程。其中，我们谈到，在 DPHP 中，我们不强调把当前冲突联系到患者早年史的"起源学"解释上，而是总体关注此时此地活现的冲突性客体关系，这些客体关系既活现在患者目前的生活中，也活现在治疗中。但是，随着患者逐渐渡过中间阶段，核心冲突得到修通，此时有帮助的是，把此时此地正在修通的客体关系联系到患者成长史中的重要人物和经历上。如若过早地诠释既往史，一般只会导致理智化的讨论，限制治疗的收益。但是，如果在恰当的时刻做出诠释，把患者的早年成长史联系到治疗中活跃的客体关系上，可以使修通过程变得更有深度、更有意义。

因此，在 DPHP 的中间阶段，我们会识别、探索以下两者间的联系：（1）反映着患者核心冲突的客体关系；（2）患者成长史中的重要人物和事件。这种识别和探索是修通过程的一部分。

## 改变和向结束阶段过渡的标志

在中间阶段的早些时候，我们可能要花几次会谈来识别、充分探索某个特定冲突以及与之相关的客体关系。到中间阶段结束时，我们经常会看到，在单次治疗中，活现、分析着整个冲突——防御、焦虑和冲突性动机，甚至是几个核心冲突。这一转变反映了两点：其一，患者的人格刻板有所减轻，因此某一冲突的众多元素已经准备好进入意识层面；其二，患者和治疗师已经熟悉了与核心冲突有关的、主要的防御性客体关系和冲动性客体关系。因此，它们可以被比较快速、容易地识别出来。另外，随着患者渡过中间阶段的晚些时候，走向治疗的结束时，我们通常会看到患者更能独立观察、反思、修通正在活现的冲突，通常不太需要治疗师的干预。

在治疗的中间阶段，与隐藏在患者主诉背后的冲突有关的客体关系会被反复活现；逐步修通。这一过程的结果是，冲突性客体关系逐渐变得整合度更高、威胁性更低，带着更双重心力的、整体积极的色彩。因此，虽然在 DPHP 中间阶段的早期和中间部分，出现整合度更低的客体关系意味着治疗的推进，但是，中间阶段结束时的特征是与冲突性客体关系有关的表征和情绪逐渐被整合。患者在意识层面容忍了这些整合更良好的客体关系，将其接纳为自体体验的冲突性方面。这一过程预示着治疗从中间阶段进入了结束阶段。

## 结束阶段

结束阶段一般持续三到六个月，始于患者和治疗师决定结束治疗时。结束阶段的目标是巩固治疗中取得的成果，修通临近结束所激活的焦虑。在本阶段中，我们会帮助患者维持"治疗确实会结束，治疗的目标也是有限的"这样的觉察，从而强调治疗成果，向实现治疗目标迈进。这些工作会让患者做好结束的准备。同时，在这一阶段中，处理分离、丧失、失望和成就的方式，以及针对患者在这些区域中的冲突的性质所收集到的信息，也都会影响患者能在多大程度上准备好面对治疗末期带来的挑战。

### 结束的信号

治疗开始时设立的治疗目标决定了 DPHP 结束的信号。当达到了这些目标或者患者已经感到大致满意，而且这些成果处于稳定状态时，便是考虑结束的时候了。症状改善作为治疗的成果之一，应当对应着特定功能运作区中的人格改变（如人格刻板程度下降）。这些功能运作区与患者的主诉是联系在一起的。把人格刻板程度的下降程度和达成治疗目标作为结束治疗的标杆，可以让我们区分真正的治疗成果和"移情性治愈"，后者指的是症状有所改善，人格却没有变化。如果出现的是移情性治愈，则患者的好转将取决于与治疗师的持续接触。但是，反映患者人格改变的治疗成果则比较稳定、能够保持，或者甚至可能在治疗结束后继续发展下去。

在治疗结束阶段的某些时刻，即使不是大多数时候，也有很多患者的症状会暂时变得严重，以至于看起来好像失去了治疗中取得的许多成果。这种表面上的退行是结束阶段中修通的一个比较常规的方面，并不一定预示着要重新考虑是否结束治疗。

### 结束的时机

患者和治疗师都可能提出结束这一话题。有的患者会在整个治疗过程中一直在提结束。如果患者太早提出这个话题，则他们的谈话通常反映了他们对移情中被激活的客体关系的反应。如果患者过早提出结束治疗，则我们应该对此进行探索、分析，就如同处理任何其他临床资料一样。

与此相反，在中间阶段的晚些时候，我们已经达成大部分治疗目标。此时，在现实层面上讨论结束是比较合适的。重要的是，DPHP 的治疗师要牢记，不论是患者还是治疗师提出这个话题，即使患者对"是时候该结束治疗了"没什么不舒服感，讨论真正可能的结束都会激起患者的反应。患者和治疗师最好先探索结束治疗对患者来说意味着什么，同时特别注意与该讨论有关的移情幻想，然后再继续向前，设定结束的日期。

至于何时设定结束日期，我们的建议是离治疗真正结束前至少三个月，但不超过六个月，用更长的结束阶段取得更好的治疗效果。如果少于三个月，通常没有足够的时间以最佳的方式巩固治疗成果，也很难修通结束治疗所激发的问题。另一方面，如果日期设定得太长久，对结束的预期会变得如此遥远，以至于患者不能真正将注意力集中在结束上。

### 分析治疗过程中的分离

分析患者在治疗期间对分离的反应，如周末、假期、生病一类的分离，可以预测患者对结束治疗的反应。我们可以按照不同整合程度的连续谱来描述患者对待与治疗师分离的反应——从偏执到抑郁，中间是正常状态。与治疗师分离的正常反应包括悲伤、丧失感和哀伤。在某些情况下，对分离的正常反应也可能包括自由感、幸福感以及对未来的展望。

对分离的抑郁性反应主要是强烈的悲伤和对治疗师的理想化，通常伴随着内疚感、无价值感，以及紧紧抓住这一关系的倾向。常见的幻想是，患者会觉得是自己把治疗师赶走或累坏了。

相反，与治疗师分离造成的偏执性反应的特点是严重的分离焦虑。患者体验到的是强烈的、被抛弃的焦虑和恐惧，而不是悲伤。患者往往把治疗师看成"坏"客体，这个"坏"客体正在抛弃、进攻或挫败患者。

在治疗过程中，治疗师会探索患者对治疗中断的反应。反复分析这些反应会使患者从更偏执或更抑郁的反应变为正常的反应，从而让他做好结束的准备。如果患者对分离表现出偏执性和抑郁性的混合反应，应该先分析偏执性反应，再分析抑郁性反应。正如我们之前所讨论的那样，分析偏执性客体关系可以促使更完整、更成功地修通抑郁性冲突。在 DPHP 中，患者分离反应中的偏执性成分有时可以提供机会，使我们能够探索、修通更"原始的"客体关系。否则，在治疗中，这些客体关系可能会被压抑得太深而无法触及。

#### 临床范例：与治疗师分离所激发的焦虑

高水平人格病症患者与治疗师分离时，被压抑的偏执性客体关系会暴露出来。为了举例说明这一点，我们在此描述一位轻微抑郁的女士的治疗片段，她表现出严重的性抑制和自尊问题。患者的抑郁性冲突主要是关于竞争、性与攻击的主题。在治疗中，这些抑郁性冲突得以活现并被分析。治疗师诠释了患者对想象中的俄狄浦斯胜利的内疚，以及她防御性地需要用一种贬低的方式看待自己。在治疗的开始阶段，治疗师几乎没有看到偏执性客体关系的明显迹象。

治疗进行了十个月后，治疗师按计划休了四周假。就在治疗师休假时，患者在与丈夫的关系中产生了严重的偏执。她觉得丈夫自私、冷酷，是一个剥削她、不关心她的幸福的人。她发现自己极其愤怒。然而，她又同时觉察到自己的感受并不理智。这些感受与五年来她在还算幸福的婚姻中体会到的并不一样。

治疗师回来后，他们便可以分析这样的客体关系——一个冷酷、自私的母亲形象，关联着一个充满仇恨的孩子。治疗师的离开激活了这一客体关系。这一偏执性客体关系隐藏在与竞争有关的冲突背后，一直处于完全无意识的状态，直到与治疗师分离后才进入了意识层面。治疗师的离开激活了偏执性担忧，修通这种担忧可以接着促使成功修通俄狄浦斯冲突。

为了举例说明对分离的正常反应，我们再描述另外一位患者。这位患者已接近达成治疗目标的尾声。在治疗师度假前的几个月，患者就已经开始谈论结束治疗这一话题了。虽然结束的日期还没有确定，但患者还是感觉自己想做个了断。在治疗师去度假的前夕，患者注意到，虽然他预计自己会像过去治疗中断时一样想念治疗师和治疗，但是他感觉没那么恐惧了，也不觉得非得治疗不可了。在某种程度上，他期待有机会去体验没有治疗师可以依靠的感觉。而且，因为他通常在大清早见治疗师，所以他也很愉快地期盼着治疗结束后能与女友一起躺在床上，悠闲地度过早上的时光。

与此相反，去年夏天治疗师度假时，在治疗师离开前，这位患者就已经觉察到自己非常需要治疗师。他曾想过，也许治疗师希望从他"喋喋不休的抱怨"中暂时解脱出来。在治疗师度假时，患者曾感觉

到抑郁、自责，深信自己在工作中做得很糟糕。患者一直没能明确地
看出这些情绪与治疗师离开之间的联系，直到治疗师回来后指出了这
一点。

## 治疗结束时的分离

当高水平人格病症患者的治疗接近尾声时，治疗师和患者会有很多机会去分析患者与治疗师分离时的反应。通常，在 DPHP 中，我们会看到对结束治疗的抑郁性反应与正常反应混合在一起。我们应当在治疗结束前的几个月，系统地分析、修通治疗结束时的抑郁性反应。如果患者对分离的体验始终是以偏执为主，那我们不推荐结束治疗。虽然患者对结束治疗出现暂时的偏执性反应并不少见，但如果其对分离的反应是以偏执为主的、持续存在的，则意味着在接下来的治疗中，我们要进一步修通偏执性焦虑。

至此，我们已经从丧失的角度研究了患者对待与治疗师分离的典型反应。然而，在 DPHP 中，对结束治疗的典型反应不仅包括丧失的体验，还包括对成功的反应。结束成功的治疗会让患者怀有"自己的离开会在某种程度上伤害治疗师"的担心，哪怕这种担心转瞬即逝，这种情形即使不那么普遍，但也很常见。患者可能会想象，没有了他，治疗师也许会感觉到孤单、被抛弃或垂垂老矣，或者，治疗师可能依赖于患者提供的这份收入，如果患者成功地继续生活，治疗师便会有财务负担。在结束阶段分析这些幻想，这既提供了最后的机会，使我们能够在移情中修通抑郁性冲突，也会帮助我们巩固治疗中取得的成果。

## 结束阶段中的双重心力

在 DPHP 的结束阶段，除了强调、巩固成果，患者还必须考虑治疗中没有达成的那些目标。他们要承认、哀悼的不仅是失去了治疗师，也包括丧失了他们希望在治疗中达成的理想状态。即使成功地达到了治疗目标，患者在结束阶段还是

需要面对其人格和行为仍然不太完美的现实。在成功的DPHP治疗中，有能力修通失望和成就意味着患者已经获得了整合良好的自体感。

修通失望还涉及正视对治疗师和治疗的失望。如果患者能够保持对治疗师总体积极的看法，同时持续地觉察到治疗师的局限性，这意味着患者对治疗师持有双重心力的态度。在成功的结束阶段，失望、憎恨的感受可以被涵容在对治疗关系的总体积极的看法中，其特点是真心欣赏治疗师的技能，感激治疗师提供的帮助。

## 保持末期的治疗框架

我们推荐在治疗末期保持一周两次的治疗框架。如果治疗师或患者希望减缓会谈频率或让患者"戒掉"治疗，这反映了缓解焦虑的愿望，结束治疗和与治疗师的分离激活了这些焦虑。但在DPHP中，这恰恰是我们不想做的。相反，我们希望治疗师和患者允许这些焦虑浮现出来，以便探索和修通。因为这一过程提供了一个重要的机会，使我们能够巩固治疗成果，让患者在治疗结束后没有治疗师的情况下，也能更容易功能运作良好。

即使治疗快结束时，我们也推荐保持治疗关系，不要放弃技术性中立，也不要改变治疗师与患者的互动方式。除了上面所说的，我们需要补充的是，随着治疗步入尾声，移情被逐渐修通，患者与治疗师之间的关系必然会变得更加现实。除了治疗关系的这种自然推进，我们不推荐治疗师在治疗的最后几周对患者改变角色，或者采取一种更社交友好或公然支持的立场。但是，在最后一次会谈中，治疗师可以评价取得的成果，交流他与患者合作时的任何正向感受。这样做是恰当的。

## 治疗师对结束的反应

对于治疗师来说，在DPHP结束时体验到哀伤感是很自然的，尤其是当这例治疗持续时间特别长或治疗卓有成效时。另外，并不罕见的是，治疗师在治疗结束时会有抑郁性担忧。当患者在治疗中表达、修通他们的失望时，治疗师也常常会感到内疚、后悔或自我批评感（如治疗师本可以做得更好，或者别人也许可以做得更好）在新手治疗师中尤其常见。和患者一样，治疗师也必须接纳治疗中未能达到的部分。

### 过早结束

有些患者在达到治疗目标前就想结束治疗。在这种情况下，治疗师要探索患者离开的动机，把该动机与当前在治疗中被激活的焦虑相联系，也要特别注意患者的移情。如果患者坚持想离开，治疗师应该告知患者现实的评估，说明什么已经达成，什么尚未达成，对未来的工作可以抱有什么期望。

如果患者坚持要过早结束治疗，治疗师应避免陷入权力斗争中。比较合适的做法是，治疗师坦率地告诉患者，他对此时结束治疗持保留意见，然后再设定一个双方都同意的日期来停止会面。比较理想的时间是至少一个月以后。治疗师可以向患者解释，设立这样一段时间有助于总结治疗、巩固成果。治疗师还应该向患者解释，如果将来某天患者想要寻求治疗，"这里的门永远是敞开的"。

### 治疗结束后的联络

如果患者没有问到治疗结束后，患者与治疗师该如何联络，那么，治疗师问这个问题是合适的。有不少患者会认为，他们"不应该"或者"不允许"在将来联系治疗师，如果联系就意味着治疗的失败。治疗师应当表示，如果患者有需要，是可以联系治疗师的。而且，如果在将来得知患者的消息，他也会非常高兴。

有些患者会问，能否与治疗师进行社会交往。例如，在治疗结束后，一起吃午餐。我们强烈建议 DPHP 治疗师在治疗结束后避免与患者建立社交关系。

## 治疗僵局

有些治疗没有进行到结束，而是似乎停滞在中间阶段的某一点上。有时，治疗师和患者会开始觉得他们被困在某个基本的分歧或误解上，而且无法成功地分析、修通它们。另一些时候，最初好像被修通了的东西似乎又转了回来。同样的内容反复出现，治疗师和患者可能也曾探索过这些内容，但是探索过程却没有带来新的方向，治疗似乎也停滞了。这种情况在治疗过程中并不罕见，通常会持续几次会谈甚至几周的时间，但是，如果这种情况持续了几个月，我们就要开始考虑是不是陷入"治疗僵局"了。

## 治疗僵局的常见原因

在决定怎样继续之前，治疗师必须诊断出长期治疗僵局的根本原因。有时，僵局反映了慢性移情–反移情的活现。这种慢性移情–反移情还没有被治疗师识别出来，或者还没有被充分修通。因此，同样的客体关系一遍又一遍地活现，以此避免底层冲突的激活，甚至阻碍治疗的进程。在DPHP中治疗僵局的其他常见原因包括：未被诊断的、被错误诊断的或被不当治疗的轴I型障碍，以及对患者人格组织水平的误判。未被诊断出的继发获益也可以导致治疗停滞，虽然与较严重人格病症患者相比，这一现象在高水平人格病症患者的治疗中没那么常见。

当心理治疗过程"卡住"时，我们经常会发现，慢性反移情干扰着治疗师的能力，使治疗师难以诊断治疗中到底什么正在发生。或者，治疗师可能准确理解了治疗中正在发生的事，却感觉不知为何被困在反移情中，以至于治疗师无法有效利用自己的理解来推进治疗。因此，如果治疗停滞了好几个月，治疗师却不能搞清问题的原因，或者无法帮助患者修通它，那么，这意味着一定要与同事商讨，这通常是很有帮助的。

# 第 10 章

# DPHP 与药物管理和其他治疗形式的结合

我们在初诊中见到的高水平人格病症患者，可能会表现出各种症状或相关问题，其中尤其常见的是：抑郁和焦虑的症状、夫妻之间的问题、性症状，以及各种形式的物质滥用。因为高水平人格病症的心理动力学疗法（DPHP）并不针对具体症状或 DSM-IV-TR 轴 I 的障碍，所以，我们需要仔细地诊断和评估这类患者，确定是否有迹象表明需要进行精神药物干预，或者需要运用症状取向的或问题取向的心理疗法，是应该取代 DPHP，还是与 DPHP 结合使用。基于患者问题的性质，DPHP 有时可以结合药物管理、夫妻治疗、性治疗、团体治疗、行为疗法、认知行为疗法（CBT），以及 12 步戒瘾项目。这种方式是有好处的。

在本章中，我们将关注那些既表现出临床显著的高水平人格病症，又表现出轴 I 型障碍或相关问题的患者。他们的轴 I 型障碍或相关问题可能需要治疗师的特别注意。我们会主要关注如何把 DPHP 和抗抑郁精神药物管理相结合。另外，我们还会讨论如何管理焦虑障碍患者。我们也会简单谈论 DPHP 和其他心理治疗形式的结合，包括夫妻治疗、性治疗以及针对人际间问题的治疗。

# DPHP 结合抑郁治疗

很大一部分高水平人格病症患者会在初诊中主诉"抑郁"。对主诉抑郁心境的患者做出的鉴别诊断包括重性抑郁、恶劣心境、未特定型抑郁、双相障碍、伴抑郁心境的适应反应、病理性哀悼反应、由医学疾病引发的抑郁，作为 DSM-IV-TR 某人格障碍一部分的慢性烦躁，以及与高水平人格病症有关的抑郁性情绪。

如果在初诊中，患者确实表现出抑郁症状，初诊治疗师应该仔细评估抑郁性疾病。并不少见的是，患者会表现出以下情况的复杂结合：情感性疾病与人格刻板共病，并且具有明显的心理社会应激源。这些似乎都是造成患者当前抑郁心境的部分原因。然而，不论治疗师对患者抑郁症状的病原学印象如何，诊断情感性疾病都要基于患者病症的描述性特征。

抑郁易复发，充分、及时的治疗可以降低复发的风险。因此，当患者被诊断为抑郁性疾病和高水平人格病症时，临床上应该立刻优先管理抑郁。当诊断印象是 DSM-IV-TR 中的重性抑郁或恶劣心境且伴有临床显著的人格刻板时，治疗师应当告知患者这一印象，回顾治疗选项，与患者共同制订治疗计划。

研究证明，多种类型的治疗都对重性抑郁和恶劣心境有效。除了抗抑郁药物，许多症状导向的心理治疗已经被开发出来，而且在治疗抑郁症上都显示出有效性。CBT 是研究最广泛的抑郁症心理疗法。虽然人际间疗法（IPT）和短程心理动力学疗法（STDP）被研究的范围较窄，但是，它们也都表现出了有效性。

与抗抑郁药物和症状导向的心理治疗相反，DPHP 没有被作为一种情感性疾病的治疗方法系统地研究过，也罕有实证数据支持其有效性。因此，除非标准的治疗选项都已无能为力，否则我们不推荐使用 DPHP 治疗抑郁症。同时，治疗抑郁症的疗法也不是用来治疗人格刻板的。因此，对于那些患有抑郁性疾病且以临床显著的高水平人格刻板为背景的患者，我们一般建议把抗抑郁药物和 DPHP 结合使用。

### 治疗抑郁障碍：序贯疗法

如果患者表现出以临床显著的高水平人格病症为背景的抑郁性疾病，我们推荐序贯疗法。我们尤其建议先治疗抑郁性疾病，再处理底层的人格病症。我们之所以这样建议，部分原因是随着情绪症状的解除，那些看上去好像是人格刻板的症状也会得到改善。在另一些情况下，一旦情感性疾病得到了治疗，患者便会感到满意，因为患者的人格刻板度很低，或者并不令他困扰。反之，如果人格刻板程度是临床显著的，随着抑郁性症状的解除，患者和治疗师会更清楚地看到人格刻板和适应不良的行为模式是如何继续造成患者的痛苦并干扰其功能运作和生活满意度的。在这种情况下，随着情绪症状得到改善，患者和治疗师可以确立具体的治疗目标，开始 DPHP 的疗程。

药物管理的目标是完全缓解症状，或者达到可能的最佳药物反应。因为在遵医嘱首次服用选择性 5- 羟色胺再摄取抑制剂（SSRI）后，只有大约不到一半的抑郁患者会得到缓解，所以，很多患者需要持续的药物管理，包括更换药物或增加最初规定的药量。而且，如果服用药物后，患者的症状只得到了部分缓解，除非系统的精神药物已经无能为力，否则我们不能认为残留的抑郁症状反映了人格刻板。因此，序贯疗法通常包括：先开始药物试用程序，使症状部分得到缓解，然后开始 DPHP，同时继续优化针对抑郁性症状的药物管理。

对抑郁性疾病和高水平人格病症进行序贯治疗的另一种情况是，建立治疗目标并开始 DPHP，同时开始针对抑郁的药物治疗。这一方法的问题在于，随着抑郁的缓解，治疗目标可能会变化，甚至消失。而且，抑郁的患者通常不能充分利用 DPHP。此时，先采用一种更具结构性的心理治疗方法来管理症状，直到情绪症状开始缓解，能取得更好的效果。

发起序贯治疗时，DPHP 治疗师（如果他同时也是精神科医生的话）可以给患者开药，同时每星期或每两星期与患者进行一次会谈。在这些会谈中，治疗师和患者可以互相熟悉，开始建立治疗联盟，同时聚焦于处理抑郁，进行症状管理，以及监测药物的副作用和治疗反应。在对 SSRI 有反应的简单型抑郁症患者中，随着抑郁症状的缓解，治疗师和患者便可以建立 DPHP 的治疗目标，然后开始 DPHP 治疗的疗程。

如果患者不想服药，症状也不严重，CBT、IPT 和 STDP 都可以代替药物管理。在这种情况下，当针对抑郁的疗程结束后，临床医师和患者可以重新评估进行 DPHP 的需要，以及患者接受 DPHP 的动机。

有些患者的状况明确表明，既要进行针对抑郁的具体治疗，也要进行 DPHP 的治疗。与这类患者开始工作时，治疗师要清楚地告诉患者两种治疗方法的不同目标，治疗产生效果的不同方式，以及症状导向型疗法（通常与药物管理的初始阶段一起施行）和 DPHP 的不同之处——包括治疗师的角色和立场，治疗的时间框架。这一点非常重要。如果服药后，患者的抑郁症状减轻，DPHP 的疗程也已经开始，这时，治疗师应该明确说明要切换到 DPHP。这其中会发生的改变包括：会谈频率变为一周两节，重新考虑治疗目标，介绍在治疗关系中治疗师和患者各自的角色。作为知情同意的一部分，治疗师应该解释，DPHP 治疗对情感性疾病的有效性尚未得到证实，而抗抑郁类药物、CBT、IPT 和 STDP 却已被证实对这类疾病有效。

## 临床范例：序贯治疗

患者是一名 39 岁的已婚大学教授。在评职称时，学校没有考虑他。两个月后，他要求进行"内省取向的心理治疗"。在初诊中，患者说自己"深陷"自我谴责中，"无法应对"他的失败感和沮丧感。另外，他还远离社交，主诉食欲不振和失眠。上大学时，患者就曾有过类似的发作，然后通过服用抗抑郁药物获得了成功治疗。

经过仔细评估，治疗师对患者的诊断是重性抑郁障碍复发。她向患者解释道，她认为他抑郁了，这是继大学时发病后的再次发作，药物可能会缓解他的症状。她也解释了 DPHP 不适用于治疗抑郁，但是，如果他更愿意接受心理治疗而不是服药，她可以向他推荐一位擅长 CBT 的同事。治疗师也告诉了患者她的印象，她认为患者可能还有其他区域的困难——这些区域与他的人格有关，但并非导致其抑郁的因素——它们多半可以受益于 DPHP。但是，当他还处在抑郁状态时，治疗师很难做出确切的评估。她建议患者先治疗其抑郁，再对其重新进行评估，看看是否有可能采用 DPHP。

患者同意试用药物，同时每周见一次治疗师。在每周的会谈中，治疗师会评估患者的用药的效果和副作用。她还鼓励他利用这些时间，来帮助她更好地了解他，也帮她更好地理解在他抑郁发作前后发生的事情。一开始，患者着重讨论的是他的抑郁感、躁动不安，以及难以应对自我谴责。治疗师同情地倾听了患者，向患者指出，抑郁加重了他自责的想法，她也提醒患者，他应该很快就能感觉到药物的效果。随着患者开始感到不那么躁动、抑郁，他便开始更多地谈起引发挫败感的那些生活领域。在这些会谈中，治疗师向此时不那么抑郁的患者指出，与初诊时相比，现在他可以用一种更具反思性的、自我批评时攻击性更低的方式来谈论他最近的学术困难了。

服药六周之后，患者在会谈中说，他已经意识到自己感觉好多了，几乎是"平时的自己"了。虽然他对痛失职称仍然很失望，但是他对来年的晋升还是怀有希望的。同时，他也在搜寻这一领域其他大学的空缺职位。第一次来见治疗师时，患者曾无力应对他所认为的失败，而此时，患者反思了自己曾经的无能为力，他觉得这似乎与自己的性格不太符合——虽然患者是一个完美主义者，但在此之前，他都能十分镇定地接受那些令人失望的事情。因此，在一定程度上，他把自己的问题归咎于抑郁。

治疗师告诉患者，她也觉得他的抑郁确实在减轻，这也引发了新的问题——在患者的人格或功能运作中，是否有其他更多的、慢性的问题在困扰他，还是他感觉一切都挺好的。患者回答说，虽然他感觉好多了，也更自信了，但是，当他们探索了导致他升职失败的事件后，探索的结果让他开始担心，可能是他自己导致自己职业受挫，不论是这次的挫折还是以前的挫折。

这时，患者第一次向治疗师承认，他觉察到最近几个月中自己并没有很好地处理院系内的钩心斗角，即使他早就知道这可能会影响到自己的晋升。听到患者的话后，治疗师记起患者曾说过，虽然他在生活中的很多领域都比较成功，但是，从青春期开始，他就一直得第二，从没位居过第一。治疗师向患者提出，这些往事可能与他在职业生涯中的行为有关。她还说，也许患者对竞争和获胜有着复杂的感受。患者承认自己也曾这样疑惑过。他告诉治疗师，他担心自己在获胜方面存在明显的问题，这些问题已经导致了某种形式的微妙的自我破坏，可能这么多年一直在限制他的职业发展。

治疗师向患者提议，DPHP 可以处理他在竞争上的难题，当然前提是他有动机接受 DPHP 的治疗。对于 DPHP 能够怎样帮助患者，治疗师也讲述了她的理解。当治疗师回答完患者对治疗的疑问后，患者表示有兴趣继续治疗。于是，患者与治疗师共同确立了治疗目标，同意每周进行两次会谈。

治疗师向患者解释道，在某种程度上，他们要改变以前会谈中双方扮演的角色。她鼓励他让自己的思想自由驰骋，想到什么就谈什么，不拘泥于组织结构，不再像之前那样把大部分注意力集中在抑郁上。她还解释道，他也许会发现，与之前的治疗相比，她会更多地反思，在某种程度上不那么主动了，因为她要集中精力，帮助患者更深入地理解他的内心生活。虽然他们现在没有把重点放在抑郁本身上，但患者和治疗师都要警惕抑郁性症状复发的可能征兆，也要注意可能需要调整用药。

## 序贯疗法以外的结合形式：运用 DPHP 治疗期间的药物管理

如果接受 DPHP 治疗的患者同时也在服用抗抑郁药物，治疗师应该在整个治疗过程中持续留意患者抑郁症状的状态。很多患者需要持续调整用药方案,以更好地治疗抑郁性疾病。而且,即使抑郁症状完全缓解了,我们仍然必须继续评估患者,考察药物的长期副作用和症状复发的情况。不论开药和监察用药的人是治疗师还是其他初诊治疗师,治疗师都要留意情感性疾病的病程。

如果是 DPHP 治疗师在监察患者的情感性疾病病程和治疗,那么,当他倾听患者,评估治疗过程中正在发生什么以及进行有计划的干预时,就会面临互相冲突的要求。作为 DPHP 的治疗师,在治疗高水平人格病症患者时,治疗师要倾听会谈中正在活现的客体关系,思考内含在患者相对无结构的交流中的无意识意义、动机和防御。这时,治疗师干预的目的在于加深患者对其内心生活的理解。与此相反,作为治疗抑郁性疾病患者的卫生人员,他的角色是倾听、主动询问患者的症状和副作用的表现,思考其症状是否完全或部分减轻,思考药物的副作用以及疾病的复发。这时,他的干预是为了改善症状,减轻各种副作用。

### 倾听患者

治疗有情感性疾病的患者时,DPHP 治疗师应该用两种十分不同的方式来倾听患者,与患者互动。让我们举一个简单的例子,假设治疗师正在与一位明显易激惹的患者会谈。患者先是抱怨他的妻子和朋友,然后又觉得治疗师很烦人。DPHP 治疗师会注意、体验到患者的易激惹,会试图澄清治疗中正在活现的客体关系。但是,如果患者患有情感性疾病,治疗师一定要在脑海中留有余地,转换自己的参考框架,思考患者易激惹的原因——是因为没有充分治疗情感性疾病,还是因为服用的药物有副作用。第一个框架是心理动力学的参考框架,该框架要求治疗师倾听患者的联想,探索患者的想法和感受,在适当的时候做出解释。第二个参考框架则基于现象学和医学模型,要求治疗师主动评估患者的症状,建议变更用药,或在适当的时候要求患者咨询药剂师。

为了在 DPHP 的治疗中有效治疗有抑郁性疾病的患者,治疗师必须牢记两种非常不同的治疗模型,这就要求治疗师在脑海中既关注心理动力学,又关注现象学,还要能够在这两种方法间来回转换,倾听、思考患者的想法、感受和行为。不论治疗师是不是医学博士，也不论是谁在提供药物管理，治疗师都需要牢记这两种模型。

通常来说，治疗早期会有更多的抑郁管理。这时，可能需要治疗师在两种参考框架间来回摆动——在心理动力学的框架内倾听，再返回来考虑现象学内容——然后决定在哪个层次上干预。在后面的治疗中，当情感性疾病不再处于急性期时，治疗师便可以更自由、更持续地关注病理和治疗的心理动力学模型。但是，在 DPHP 的整个疗程中，治疗师在治疗有抑郁性疾病的患者时，必须保持开放的心态，不仅要依据患者的心理动力和底层人格组织，还要依据患者情感性疾病的症状，来倾听、思考患者的言语、行为和感受。

### 干预

治疗师需要了解与症状和副作用有关的信息，但是，有情感性疾病的患者不会自动告诉治疗师所有的信息。因此，治疗师必须主动、系统地询问情感性疾病的病程。这种询问不仅出现在初诊或开始阶段中，也会贯穿于整个治疗中。在 DPHP 的治疗中，我们要持续地评估、管理情感性疾病，这就要求治疗师制订日程计划，系统地让患者提供具体信息，并不时与患者互动。这种互动比典型的 DPHP 治疗师角色更有条理，也更具指导性。如果治疗师预计自己将要和正在进行 DPHP 治疗的患者进行有关症状及药物管理的互动，那么只要情况允许，治疗师通常最好在会谈刚开始时就这样做。但是，患者也可能会在任何会谈的任何时刻集中谈论情感性疾病的管理。他也许会直接谈论——描述症状或副作用，也许会间接谈论——披露体验和行为中的某些方面，这些方面在治疗师看来必须进一步评估。

治疗有情感性疾病的患者时，DPHP 治疗师必须在倾听患者的两种不同方式之间转换。同样，在收集信息和干预时，他也必须在两种不同的方式之间来回转换。但是，与倾听患者时转换参考框架不同，当治疗师在两种干预方式之间转换时，患者会立刻注意到这一点。另外，虽然治疗师可能会认为，与情感性疾病有关的互动是"医学性质的"，因此这些互动"不属于治疗的一部分"。但是，患者的无意识心灵并不会做这样的区分，在治疗师的无意识中也不会有这种区分。

为了管理情感性疾病而进行的互动会对移情产生影响，而且通常也会对反移情产生影响。因此，当 DPHP 治疗师与患者就药物管理进行互动时，DPHP 治疗师必须一直牢记下面的内容：他正在参与对患者有特定意义的活现，活现的意义取决于患者的心理动力以及在治疗中发生的事情。当处理与管理情感性疾病有关的活现时，我们的方法与处理任何其他形式的活现相同。在治疗师与患者的交互中内含着某些客体关系，治疗师应当做好准备，探索患者对这些客体关系的体验。当有药剂师参与治疗时，探索患者对药剂师的反应往往会透露治疗中活现的客体关系，同样，这也会透露那些被防御的客体关系。

## 临床范例：运用 DPHP 进行治疗期间药物管理引发的问题

一位 55 岁的职业女性已经接受了六个月 DPHP 的治疗。她的治疗师是一位男性，最近刚刚接受完培训。这里我们首先介绍一下患者：患者之前一直抑郁，然后开始服用 SSRI 类药物。服药后，她的症状完全得到了控制。

某个周一的早上，患者前来会谈。她先沉默了一会儿，然后便开始抱怨，觉得自己"又胖又没有吸引力"。治疗师思索着，患者觉得自己没有吸引力，是不是为了躲避上次会谈结尾时他感受到的色欲气氛。同时，治疗师看着患者，第一次注意到她确实胖了不少。

治疗师开始询问患者体重的增加。患者告诉他，最近几个月她胖了 10 磅。患者接着说道，她以前从来没有超重过，但这次她就是无法保持体重。治疗师指出，患者的体重增加可能与她正在服用的药物有关。患者回答说，她上个月在网上查了很多资料，也认为很可能是药物导致了她的体重问题。治疗师和患者讨论了治疗选项，决定换一种不太可能导致体重增加的抗抑郁药物。他们还商定，以后患者每周称一次体重，把体重信息告诉治疗师。

治疗师意识到自己觉得不舒服，而且有一种莫名其妙的内疚感。

他发现自己一直在想，他本该更主动地询问药物可能具有的长期副作用。而且，让他困扰的是，他没能更早地注意到患者体重的增加。他还突然想到，患者搜索抗抑郁药的副作用已经有一段时间了，却一直没有跟治疗师提起。治疗师问了她这件事。患者回答道，向治疗师提起这件事会让她感到内疚。药物确实帮助了她，她也不想让治疗师感到糟糕。在探索患者的担忧时，他们发现，患者害怕的是，如果她谈到药物的副作用，治疗师就会觉得被批评了。他们识别出一个客体关系——一位容易生气、自恋脆弱、需要掌权的父／母亲，互动着一个尽力讨好父／母亲的孩子。这个客体关系使患者一直觉察不到自己对治疗师的批评感。"抱怨"既会激发内疚，又是有风险的，因为这可能会威胁到患者，让她接触到那些不被接受的、攻击性的感受。

接着，治疗师反思了为什么患者刚好在这次会谈中提出她的体重问题。他思索着，是否他们探索的客体关系反映了下面的内容：患者此时的焦虑——担心"让治疗师感到被指责"是在防御色欲感和之前的焦虑——"她引发了他的性兴奋"。也许，患者不愿谈论她的体重问题，这反映出她对于"让治疗师注意到自己的身体"感到焦虑。接下来，治疗师思考了他在此次会谈早些时候的内疚感受。他意识到，他没能注意到患者体重的增加，这可能反映了他自己的焦虑——关注一位与他母亲年龄相仿的女性的身体。也许，令他不舒服的正是治疗中逐渐浮现的、却还没有被他完全意识到的色欲移情-反移情。

## 在运用 DPHP 进行治疗期间出现的抑郁

一些接受 DPHP 治疗的患者虽然有抑郁性疾病史，但在治疗开始时并未处于抑郁状态。有些患者会持续或预防用药。因为情感性疾病经常复发，所以这类患者，尤其是那些没有服药的患者，很可能会在治疗过程中变得抑郁。因此，在治疗有情感性疾病的患者时，治疗师一定要在治疗过程中时刻注意复发的可能。另外，对于有情感性疾病史的患者，在开始 DPHP 治疗前的初诊阶段，治疗师应当与患者讨论复发的可能性。这种举措是明智的。

在 DPHP 的疗程中，如果治疗师或患者开始担心患者可能会变得抑郁，那么治疗师就要仔细、系统地评估症状。如果治疗师的诊断是抑郁性疾病复发，治疗师首先要向患者清楚地解释，是什么让他推断出患者可能是抑郁复发，然后再与患者讨论治疗选项。在 DPHP 的疗程中，如果开始使用抗抑郁药物，或者调整抗抑郁药物的使用情况，治疗师应该重视增加药量和药物管理对患者来说意味着什么。这一点是十分重要的。

### 临床范例：在运用 DPHP 进行治疗期间出现抑郁

一名职业女性在 30 岁生日的前几天前来初诊。她的主诉是担心自己可能永远都不会结婚，并为此感到焦虑。她告诉初诊治疗师，她想更好地理解，为什么她已经谈了几次为时不短的恋爱，却都没有订婚。

在初诊中，她看起来既焦虑又心事重重。她说自己难以入睡，夜里常常坐在床上，焦虑地想着自己会变成"坐在摇椅里的单身老太婆，只有一群猫围在自己身边"。她否认自己有其他的抑郁症状，并解释道，她不认为自己抑郁。虽然患者在初诊过程中很活泼，表现出了完整的一系列情绪，但是，治疗师注意到，她在第一次来访的过程中哭了几次。患者的母亲曾患抑郁性疾病，但患者自己从来没有因为抑郁问题接受过治疗。此外，患者 18 个月大时，她的父亲死于车祸。

治疗师向患者解释道，看起来，她至少面临着一种问题，也可能是两种问题。首先，正如患者自己已经注意到的，她似乎难以处理亲密关系，尤其是与男性建立起长期的承诺性关系。治疗师提出，即使患者每次和男朋友分手都具有看似合理的理由，但是，在她的意识觉察之外，可能还有一些不太合理的动机，它们引导着她的行为，妨碍她向伴侣做出承诺。治疗师解释道，DPHP 可以帮助她更好地理解自己行为背后的动机，让她将来能做出对自己有益的选择。

治疗师继续说，她认为患者可能还有其他问题。虽然患者不认为自己有抑郁的问题，但是在治疗师看来，患者的恐慌感、焦虑性反刍、容易哭泣都表明患者已经处于抑郁之中。且鉴于其家族史，这种可能性也是真实存在的。治疗师继续解释道，如果患者确实抑郁了，那么她或许需要专门的治疗，光靠 DPHP 可能是不够的。

患者十分坚决地认为自己并未感到抑郁。她告诉治疗师，仅仅是寻求治疗这个决定就已经让她感觉好一些了。而且她确信，如果她谈一场好的恋爱，做出承诺，她的感觉就会好起来的。她曾见过母亲抑郁复发，知道自己的感受和母亲的不一样。治疗师承认自己也不确定，患者的焦虑、容易哭泣所表现出来的究竟是对生活现状和即将到来的生日的暂时反应（这种情况会自发缓解），还是抑郁发作的前驱症状（这种情况需要治疗）。她们讨论了治疗选项，同意开始 DPHP 的治疗，同时继续关注患者的心境。患者仍坚持认为自己没有抑郁的问题，声称如果有了男朋友，自己就会没事了。

接下来的 6 周，治疗师注意到，在每周两次的会谈中，患者无法自由讲述或真正谈论某件事情，只是在谈论她害怕自己永远都不会结婚了。这种情况没有随着时间的推移而改变。患者的焦虑很明显，而且几周以后，患者变得越来越容易哭泣。治疗师注意到患者好像变瘦了，而且，她开始提到自己不想社交、在工作中感到被排挤。这时，治疗师又一次提起抑郁的话题，她告诉了患者自己的两个观察结论：第一，患者看起来抑郁了；第二，患者似乎害怕承认自己抑郁的可能性。

在回应时，患者开始谈论她害怕因为精神疾病而变成一个残障的人，就像她的母亲那样。治疗师指出，抑郁并不意味着患者一定会成为一个残障的人。她的母亲所以如此，是因为她总拒绝治疗，但如果患者让自己接受治疗，她的症状很可能会消失。鉴于患者对接受抑郁治疗有着复杂的感受，治疗师建议患者与她的同事，一位非常熟悉心理动力学的药学专家进行一次会谈。他可以做出诊断性评估，提供另一种观点。患者同意了。该专家最终给出的诊断是重性抑郁，伴有明显的焦虑。他还有技巧地、共情地探索了患者对药物的焦虑。最终，患者同意试用治疗师开的 SSRI 药物。

患者继续每周见两次治疗师。她谈论的内容也从对婚姻的恐慌转向她害怕患上母亲曾患的疾病上，她害怕变得像母亲一样失去行为能力。不到两个月，她的焦虑就减轻了，她也没那么容易哭泣了。对于未来，她也开始采取更加现实的态度：虽然自己已经 30 岁了，但是，她仍然有时间结婚、组建家庭。而且，她的情感性疾病不一定会像她的母亲的疾病一样导致灾难性的后果。

随着患者变得不那么焦虑、抑郁，更能接受自己患有情感性疾病的事实，她也变得更能进行自体反思了。治疗师和患者一致认为，正在服药的患者可以从 DPHP 的治疗中获益。她们希望理解患者不能结婚这一行为背后隐藏的动机，尤其是当这些动机与她对患慢性抑郁的母亲的复杂感受有关时，她们也据此调整了治疗目标。

## 分担治疗

在 DPHP 中，当精神科医生治疗具有高水平人格病症并患有情感性疾病的患者时，会面临一个问题：要不要与另一位治疗师或药剂师分担治疗，还是自己扮演两个角色——既充当患者的药剂师，又充当他的治疗师。这一决定是复杂的，最好依据具体案例的具体情况来决定。虽然凡事都有例外，但是，从我们的经验来说，当具有高水平人格病症的患者同时接受药物管理和 DPHP 的治疗时，如果药物非常有效，而且副作用很小，那么就没有必要分担治疗。相反，当药物管理比较复杂，会耗费较多时间，需要使用好几种药物来优化药效时，那么，最好能有一位药剂师参与到治疗中。在实际情况中，大多数精神科医生在治疗患者时，会同时充当药剂师和治疗师，但是，非医学博士的治疗师则别无选择，只能进行分担治疗。

无论是分担治疗，还是由同一位临床医师治疗，这两种方法都各有优缺点。同一位临床医师同时充当药剂师和治疗师的优点是，某种程度上更具实用性，患者不用花钱看两位专家，治疗师也不用花时间去和另一位医护人员保持电话联系。从临床的角度看，由同一位临床医师进行联合治疗时，分析药物管理的移情意味通常会更容易些。在进行分担治疗时，患者会对药剂师产生移情，这可能是从对治疗师的移情中分割出来的。所以，当两组移情面向同一位临床医师被激发时，治疗师可以比较容易把这两组感受都带进治疗中，然后对其进行修通。

除此之外，从优化药物管理的角度来说，同一位治疗-药剂师每周见两次患者有潜在的优势，因为他可以持续、及时地获得与药物管理决策有关的信息，其中包括患者的状态、存在的副作用，以及其症状波动与其在生活和治疗中发生的事件之间的关系。但是，这可能会是一把双刃剑，因为如果精神科医生既充当药剂师又充当治疗师，那么，只有系统地询问患者，他才能得到这些信息。

虽然由同一位临床医师充当治疗师和药剂师有很多优点，但与此同时，临床医师扮演双重角色也面临着巨大的挑战。我们已经讨论过，为了既充当治疗师又充当药剂师，当临床医师倾听、干预时，必须在两种非常不同的方式之间来回转换：从治疗的角度来说，治疗师可能会因为转换到医学模式而忽略了治疗中活现的动力学主题；从药剂学的角度来说，治疗师可能会感到自己受限于治疗师的角色而不能持续、充分地关注药物管理。

虽然分担治疗有其优势，而且无论如何，这也会是非精神科从业者的标准执业方式，但是，分担治疗也给治疗师带来了额外的挑战。这是作为治疗团队的一员本身所存在的问题。具体来说，如果负责患者药物管理的不是治疗师，而是另一个人，那么治疗师就要持续跟进患者的情感性疾病的病程和管理，与药剂师建立、保持顺畅的联络，还要处理治疗师和药剂师身上被分开的移情。当有药剂师参与治疗，或者要打破纯粹的动力学治疗模型时，有些治疗师会对此产生复杂的感受。这类治疗师将更难应对上述挑战。如果治疗师能在理论和实践上接纳精神药理学，同时药剂师也能理解、尊重心理动力学，尤其是理解、尊重患者与治疗师和药剂师的关系中移情的作用，那么在这种情况下，两人之间保持频繁、持续的联络，能够最有效、最令人满意地处理分担治疗时固有的挑战。

当治疗要被一分为二时，我们推荐下面的做法：治疗师应与药剂师建立持续的关系，由同一位药剂师为治疗师的所有患者提供药物管理。假以时日，治疗师和药剂师便可以发展出一种有效、省时的方式，来彼此合作、相互学习和进行沟通。

## DPHP 结合焦虑障碍的治疗

焦虑症状在具有高水平人格病症的患者身上也很常见。对患有焦虑障碍的这部分人群做出的鉴别诊断包括：惊恐障碍、广泛性焦虑障碍、社交恐惧症、单纯恐惧症（如飞行恐惧症或幽闭恐惧症）、强迫障碍、未特定的焦虑障碍、伴有焦虑的适应反应、由医学疾病或物质滥用引起的焦虑，以及与高水平人格刻板有关的其他焦虑。初诊时，若患者主诉焦虑，初诊治疗师应仔细评估患者的焦虑障碍、医学疾病和适应反应，同时还要评估其人格刻板程度和心理社会应激源。

管理具有高水平人格病症且并发焦虑障碍的患者时，我们推荐的方法与我们列出的用于管理抑郁性疾病患者的那些方法基本相同。这里，我们只简要讨论焦虑障碍特有的问题。我们要再次强调序贯疗法的优势，先优化针对焦虑的治疗，然后重新评估患者是否有需要、有动力接受心理动力学疗法，以处理其残留的人格刻板。

如果患者表现出的焦虑障碍是以临床显著的高水平人格病症为背景的，初诊治疗师应当向患者解释，对于具体的焦虑障碍来说，有很多种药物疗法和认知行为疗法都被证明了其有效性。与此相反，DPHP对焦虑的疗效尚未经过系统研究。而且，现有的研究也未能就非结构化的心理动力学疗法对于治疗焦虑障碍的有效性提供实证支持。同时，针对焦虑障碍的治疗也不适用于治疗人格病症。即使这种治疗能够缓解焦虑症状，那些由高水平人格病症引起的与人际关系、职业或性有关的问题依旧存在，也仍然需要额外的治疗。

在治疗患有人格病症并发焦虑障碍的患者时，重要的是，DPHP的治疗师要牢记，在治疗中的某些特定时刻，DPHP可能会暂时激发患者的焦虑。因此，如果患者的焦虑症状之前已经得到了较好的控制，却又在运用DPHP进行治疗期间加重，临床医师需要区分这是患者焦虑障碍的复发，因而需要专门的治疗，还是DPHP激发的暂时性焦虑。当出现这种情况时，如果焦虑症状不严重，通常最好不要仓促更改患者焦虑障碍的管理方法。在做出任何改变前，临床医师可以先等待一段时间，观察患者的症状是否会在几周后自行消失，同时持续评估其症状的严重程度，探索导致患者焦虑的直接诱因。

正如治疗患有抑郁性疾病并发高水平人格病症的患者那样，当焦虑症状的治疗以药物为主时，我们建议，是否把治疗"一分为二"要视患者的具体情况而定。当治疗计划是序贯疗法时（先用CBT或行为疗法治疗焦虑障碍，然后运用DPHP），我们建议由不同的治疗师分别提供这两种治疗。如果有临床需要，我们可以在患者接受DPHP治疗的同时接受CBT或行为疗法来治疗其焦虑障碍。

# DPHP结合性治疗、夫妻治疗或团体治疗

很多具有高水平人格病症的患者会表现出性方面的症状或婚姻问题。对于这类患者中的一些人来说，DPHP结合性治疗或夫妻治疗可能是一种理想的疗法。与此类似，如果具有高水平人格病症的患者也表现出社交抑制或人际交往技能匮乏，那么，这些患者或许能受益于与DPHP联合进行的决断力或社交技能训练、暴露疗法或者团体治疗。

　　把 DPHP 与其他更具指导性的心理治疗形式结合起来，能够让患者以一种聚焦的、问题解决导向的方式直接处理症状和适应不良的人际行为。同时，患者也可以和 DPHP 治疗师共同探索症状性行为的心理基础。例如，患者可以利用在团体治疗中获得的反馈，帮助自己在个体治疗中探索心理冲突，这些心理冲突隐藏在其想要改变的、适应不良的人际行为背后。与此类似，由性治疗或决断力训练激发的焦虑可以在 DPHP 的治疗中得到卓有成效的探索。对某些患者来说，比起单一疗法或两种疗法先后进行，这种联合的方式可能更有效、更省时。如果药剂师和 DPHP 治疗师共同分担治疗，在这种情况下，患者的两位治疗师之间应该保持规律、开放的沟通交流是十分有好处的。对于有物质滥用史的患者来说，如果他正在参加 12 步戒瘾项目，而且能够因此持续、稳定地戒瘾，那么，他便可能受益于 12 步戒瘾项目与 DPHP 的结合。

第11章

# 总结性评论

高水平人格病症的心理动力学疗法（DPHP）是从**移情焦点疗法**（TFP）中发展出来的，这本手册旨在与 TFP 手册配套使用。TFP 手册是由美国纽约普瑞斯比特伦医院人格障碍研究所的威斯特彻斯特分部撰写的。DPHP 用于治疗高水平人格病症，而 TFP 则是针对严重人格障碍的心理动力学治疗。TFP 和 DPHP 都是每周两次的心理动力学治疗，是从当代心理动力学客体关系理论中发展出来的。这两本手册共同提供了一种处理人格病症的整合性心理动力学疗法，也为治疗各种程度的人格病症提供了策略。我们鼓励读者熟读这两本手册。

## 人格病症的诊断、结构和治疗

我们的心理动力学疗法并不是"万能药"。实际上，我们提供的策略的用处是，根据被明确界定的患者群体的具体心理病症和临床需要为其量身定制治疗方案。我们会先仔细评估患者的心理病症和心理资源，再利用评估结果推动鉴别性治疗计划。

251

由科恩伯格建立的"结构性"人格评估提供了一种心理动力学诊断方法，可以用来指导心理治疗计划。该诊断性评估方法评价了心理结构的性质（个体的体验和行为是由心理结构组织起来的）。患者能否建立、维持现实、稳定、有意义的对自体和重要他人的体验，反映了人格病症的严重程度。按照人格病症的严重程度，依据内化的客体关系和身份认同的构成，同时关注身份认同的稳固程度或病理性身份认同，临床医师可以对患者进行分类。

我们以修正心理结构为核心，组织构建了我们的人格病症疗法。心理结构的改变主要集中在患者的身份认同和防御操作上。我们预计这种改变会反映为患者的症状和行为的改变，以及其生活幸福感和满意度的整体提升。在高水平人格病症中不存在病理性身份认同，即使存在，其程度也较轻，我们的治疗方法是把自体体验的冲突性方面整合进一个已经相对稳固的自体感中。在较严重的人格障碍中存在临床显著的病理性身份认同，我们的治疗方法是提升身份认同的稳固性。在这两种治疗中，我们都会关注患者主要的内化关系模式，同时探索这些模式是怎样组织起患者对自己和世界的体验的。

## 研究

在研究某种治疗的有效性前，我们必须确保所研究的治疗实际上正在进行（这被称为治疗依从性），而且是以一种合乎标准的方式在进行。20 世纪 60 年代是治疗手册的新时代。治疗手册详细描述了特定的疗法，提供了治疗依从量表和胜任水平量表，为心理治疗的研究方法铺设了发展道路，使心理治疗的研究方法比以前更加完善、更加实证化。

虽然迄今为止，写成手册的心理治疗大多是短程治疗，但是，TFP 手册证明了，把长程的、更加复杂的、基于心理动力学的心理治疗写成手册也是可能的。我们小组已经用 TFP 手册研究了边缘型人格障碍（BPD）的心理治疗。在一次随机控制组临床实验中，90 名患者分别被分配接受一年的 TFP、辩证行为疗法（一种治疗 BPD 的认知行为疗法），或者手册化的支持性心理治疗。在对抑郁、社会适应能力和整体功能运作的一系列测量结果中，每组患者都取得了显著的疗效。除了支持性心理治疗，TFP 和辩证行为疗法都显著降低了患者的自杀倾向。反思功能这一指标在 TFP 治疗组中显著提高，但在辩证行为疗法组和支持性治疗组中没有显著变化 。反思功能是一种能够体会、理解自己或他人内心想法和感受的能力①。该研究中的全部数据分析将很快出版，而且，我们对患者的长期随访还在继续。我们假设，反思功能的增强反映了 BPD 患者深层心理结构的改变。我们要特别提出的是，在 TFP 组患者中出现的反思功能的增强，与其内在客体关系的改变和人格病症的改善是相关的。

我们希望，就像 TFP 手册已经促进了 BPD 心理动力学治疗的实证研究一样，这本书中对 DPHP 的描述也可以促进特定种类心理动力学治疗有效性的实证性研究。这种动力性心理治疗针对的是 C 类人格障碍以及其他类型的高水平人格病症。

## 训练

虽然我们希望本手册能够有助于研究心理治疗，但我们预计，人们会更常用本手册来训练临床医师。我们已经发现，我们的疗法对于学习心理动力学治疗的学生十分有帮助。它提供了一个整合的心理病理模型，也提供了一种明确的、清晰的理论，来解释心理治疗技术和疗愈性改变。然而，不管书写得多好，学生们都不可能只通过读书学好心理治疗。仔细阅读教科书或治疗手册只是学习的第一步，如果学生要学习如何能够有胜任力地实施心理治疗，通常需要在高级临床医师的督导下进行持续的临床工作。我们已经发现，团体督导可能会提供额外的好处。它不仅能提升最高级别临床医师和最有经验的督导师的时间利用率，也能让

---

① 这种能力也被称为心智化，我们认为，在形成、维持与 BPD 有关的、适应不良的人格特质的过程中，心智化能力的缺损起到了核心作用。

受训者接触到更多类型的患者和临床表现。否则，如果仅依靠受训者个人的临床实践，他们学到的东西也许是有限的。

## 灵活实施

为了满足研究和培训的需要，我们已经以尽可能清晰、系统、详细的方式展示了高水平人格病症的心理动力学疗法。然而，临床环境并不要求严格遵循某种特定的理论或技术。实际上，我们已经发现，对于那些治疗效果最好的临床医师来说，虽然他们通常会持续使用某种特定的心理疗法，但是，他们运用的方法是灵活而不僵化的，他们允许自己的治疗在一定程度上偏离标准技术，以适应每位患者的特殊临床需要。暂时偏离标准技术是可行的，而完全按照标准进行治疗却可能因为不能恰到好处地适应患者的个体性而导致治疗没有效果（我们也可以说，这样的实施办法是符合标准的，却不一定是胜任的）。

我们之所以不强调具体的干预，而是强调心理治疗技术的**原理**，尤其是治疗的策略和技巧，其原因之一便是需要灵活实施治疗。我们的目标不是命令读者严格遵守本手册中描述的心理治疗技术。相反，我们希望读者在阅读后，能够用一种清晰连贯的方式思考心理动力学疗法。如果我们做得足够好的话，我们就为读者提供了一个系统的概念性框架。当读者在思考某一特定时刻该如何推动临床进程或者从长远来看该怎样优化治疗效果时，他都可以求助于这个概念性框架。总之，我们希望各种经验水平的临床医师都能理解、利用本手册中的整体原理和技术性策略，同时发展出他们自己的个性化治疗版本。